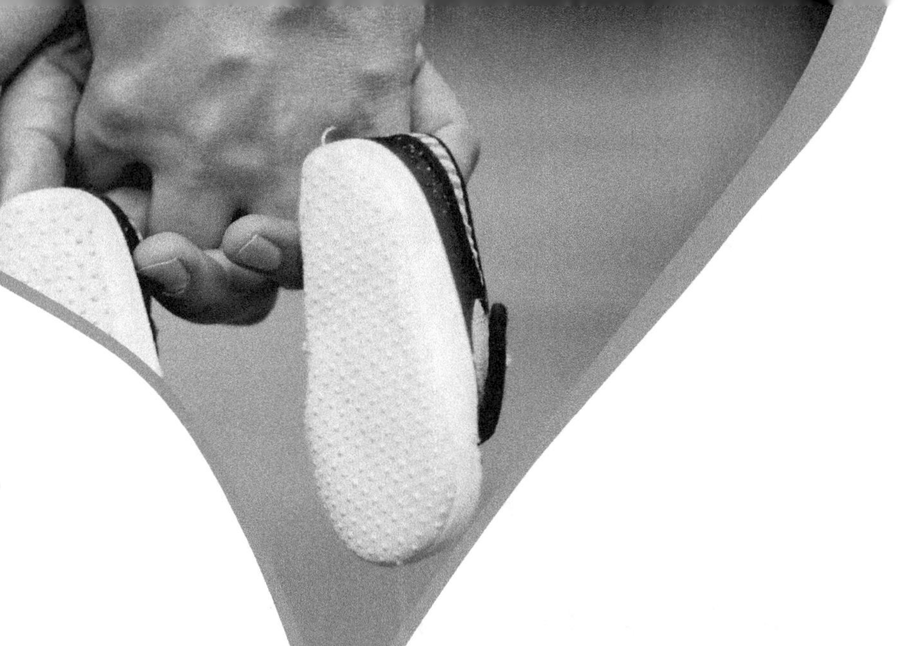

GOD'S HAND PUBLISHERS

GRAVIDITET
Andaktsbok för första gången pappa

Att växa närmare Gud och ditt ofödda barn

Dieses Buch ist ein Sachbuch und basiert auf den Recherchen und Erfahrungen des Autors. Die Namen och persönlichen Daten einiger Personen blivit geändert, um ihre Privatsphäre zu skydda.

INNEHÅLLSFÖRTECKNING

INNEHÅLLSFÖRTECKNING

Vecka 11 - FINANSER

Vecka 12 - ARBETSTECKN

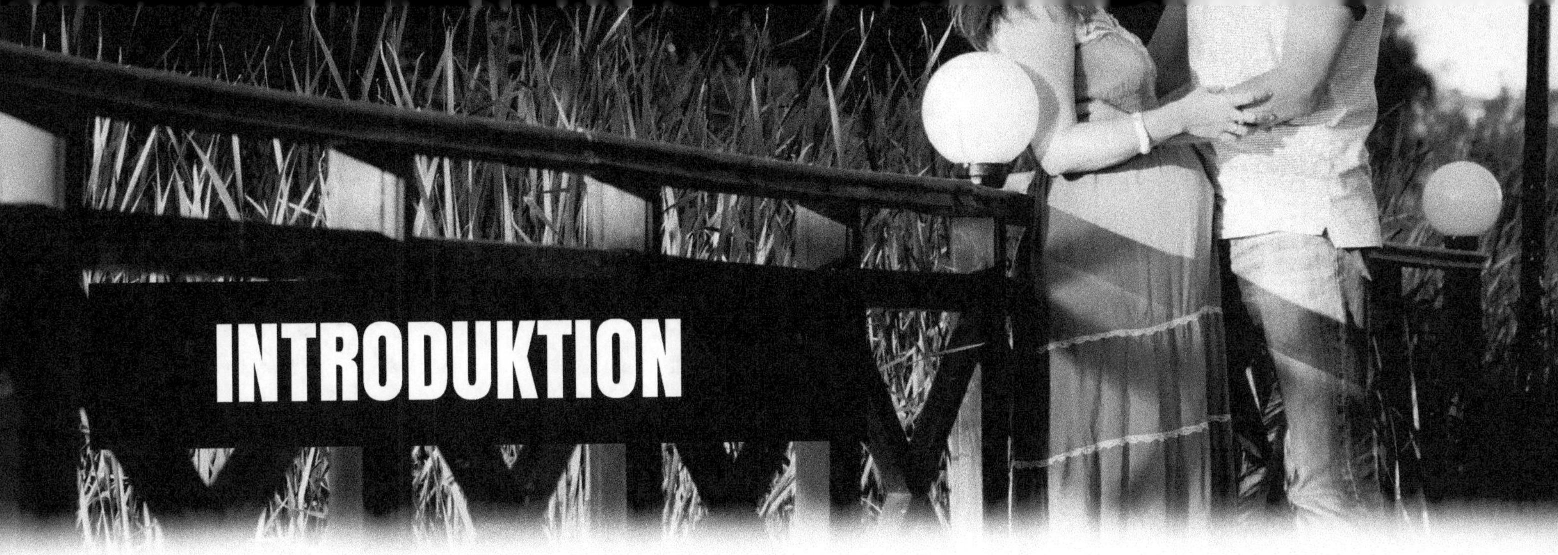

INTRODUKTION

Vårt barns kön var något som min fru och jag var överens om att vi ville vara en överraskning. Så när jag fick berätta för henne att hon hade fött en underbar pojke, det var en väldigt lycklig tid för oss båda. Vår pojke började gråta och kissa över hela förlossningsrummets golv vid det laget.

Att vara pappa är verkligen svårt att förmedla. Det verkar som att alla dina vildaste fantasier, största oro, djupaste rädslor och mest ärliga känslor virvlar runt inom dig på en gång. Det är en perfekt storm som, när det går bra, får dig att känna dig på toppen av världen; när de inte är det känner du dig maktlös, förbryllad, irriterad och kanske till och med lite desperat.

Helt plötsligt har ett nytt litet barn flyttat in hos dig! Att lära sig betydelsen av ditt barns gråt, gurglar och kurrar kommer att ta lite tid.

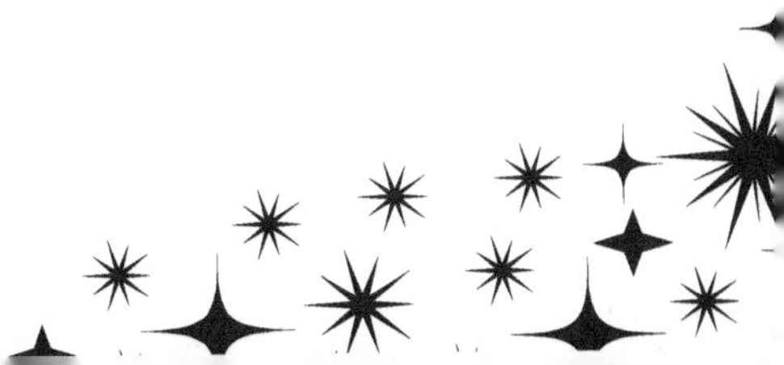

Ingenting kunde ha förberett mig på den överväldigande och fullkomliga kärlek jag kände för mitt barn när han föddes, även om jag hade antagit att jag förstod vad jag skulle förvänta mig.

Det är ett härligt äventyr men varnas för att när den initiala lyckan och spänningen försvinner, kan tvivel om din förmåga att vara den pappa som ditt barn behöver börja smyga sig på.

Ett av de viktigaste råden du bör få som nybliven pappa är att du kommer att få många råd.

Mycket av det är felaktigt. För att undvika att det låter för kass, handlar det att vara pappa inte om mållinjen så mycket som det handlar om själva resan. Du kommer att göra många misstag på vägen.

Dessa fel du gör kommer att hjälpa dig att lära dig värdefulla lektioner, och precis som alla bra lektioner kommer de förmodligen att trigga igång några obehagliga minnen som får dig att krypa ihop. Förhoppningsvis kommer du dock att kunna skratta åt dem i framtiden.

Graviditetsandan för förstagångspappor är utformad för att hjälpa dig längs din egen resa eftersom du låter Gud leda dig, vilket är en stor sak eftersom Gud känner våra barn redan innan de föds.

I den här boken delar jag med mig av mina erfarenheter och allt du behöver för att lyckas, vara en bra partner och hitta metoder att få kontakt med och förbereda för ditt ofödda barn. Denna andakt kommer att ge den insikt du önskar, och må Gud uppmuntra dig när du går. kunskap är ett försvar. Välkomna nya pappor.

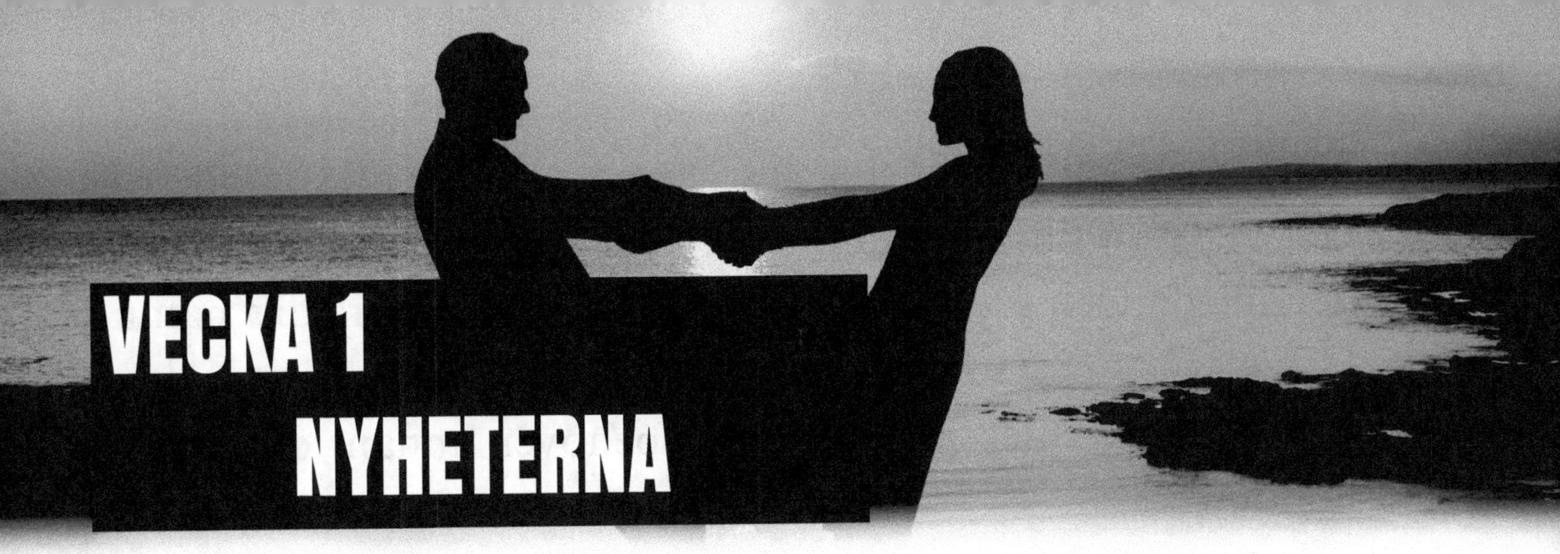

Psaltaren 127:3 (NIV): "Barn är en arv från Herren, avkomma en belöning från honom."

Jag kommer aldrig att glömma den dagen min fru (Grace) sa till mig att hon väntade. Vi övervägde adoption vid den tiden, och vi hade redan anmält oss för att adoptera ett barn genom avdelningen för ungdoms- och familjetjänster i vår stat.

Varenda sak förändras, allt. Nyblivna föräldrar lär sig mycket om sig själva förutom att de lär sig att byta blöjor, tvätta, mata, sluta gråta och söva barnet.

Det tog lite tid för mig att anpassa mig ordentligt till min nya roll. Till en början var det jag som behövde mer faderskap, för att vara en "pappa" gick längre än att minnas det värdiga exemplet med min egen pappa eller de bästa faderliga råden från vänner och släktingar. Jag behövde en "pappa", som var lättillgänglig, verkligen pålitlig, alltid rätt och aldrig misslyckades.

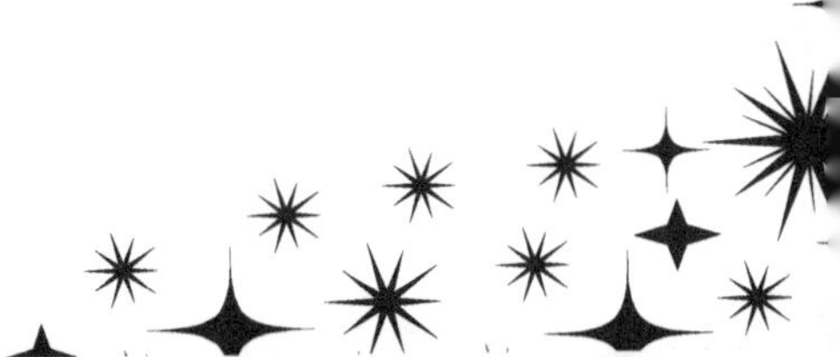

Därför ser jag till Kristus Jesu exempel, som ofta talade till och vädjade till Gud som sin Fader och allas Fader, som i den inledande raden av Herrens bön: "Helligt vare ditt namn, Herre, vår Gud som är i himlen." Han sa också innan han bad: "Din Fader vet vad du behöver innan du frågar honom."

För alla är det en stor bedrift att bli pappa, men när en ny bebis kommer in i familjen är det typiskt att stödnätverk ger mamman och barnet prioritet. Även många hälsoexperter informerar nyblivna mammor om vad de ska förutse under övergången till föräldraskap, men om det överhuvudtaget åtgärdas diskuteras övergången för fäder mest i termer av att stödja mamman och barnet.

Pappor kan försumma sin mentala hälsa efter att ha fått ett barn på grund av kulturella begränsningar förknippade med maskulinitet och bristande förståelse för svårigheterna med föräldraskap. De kan vara medvetna om förändringar i deras humör och beteende, men de kanske inte identifierar dem som tecken på ett psykiskt problem. Många människor är inte ens medvetna om att män kan ha ångest och sorg före och efter förlossningen.

Känslorna av kärlek och glädje som en ny bebis ger blandas ofta med stress när du ger upp ditt tidigare sätt att leva.

När en ny medlem i familjen introduceras måste alla anpassa sig ett tag. Du har nu mycket mindre kontroll än du hade tidigare över hur du spenderar din tid.

Särskilt om kvinnan bar barnet, har fäder ibland svårare att knyta an till en nyfödd än kvinnor eftersom de förlorar mycket av spädbarnets direkta interaktioner under graviditeten och den omedelbara perioden efter förlossningen, som att amma och bära barnet.

Med en ny bebis och brist på sömn utöver allt annat, finns det ständiga hushållsuppgifter och spädbarnsförpliktelser att ta hand om.

När ett nytt barn kommer in i hushållet upplever fäder ofta en enorm stress kopplad till deras jobb och ekonomi. Det kan finnas mycket extern och intern press på pappor att vara familjens försvarare, tillhandahållare och upprätthållare av regler.

REFLEXION

De fyra(4) sätten pappor kan hantera nyheterna på

Tala med Gud Fadern först

Fråga; Litar du tillräckligt väl på Gud för att be om hjälp genom bön?

Prata med andra pappor eller nyblivna föräldrar

Fråga; Vilka är männen i ditt liv som du kan ha den här diskussionen med?

Prata med din partner mer

Fråga; Kan du vara tillräckligt sårbar för att dela dina rädslor med din fru?

Ta tid för dig själv

Fråga; Vad kan du göra nu innan det blir verkligt?

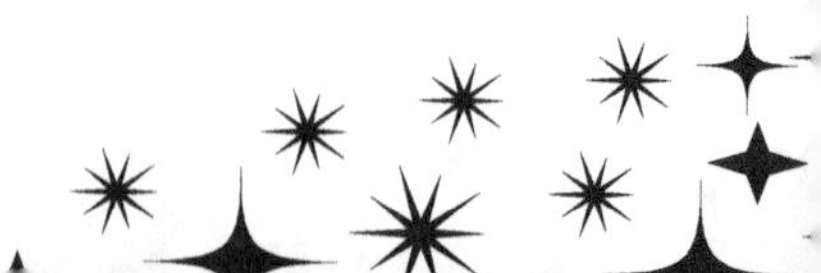

BÖN

BIBEL MEDITATION

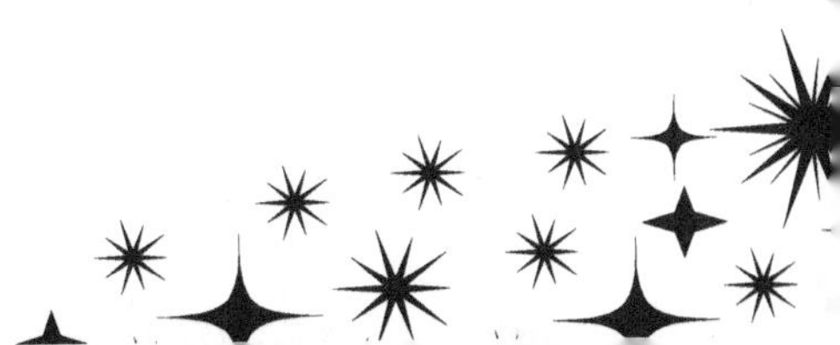

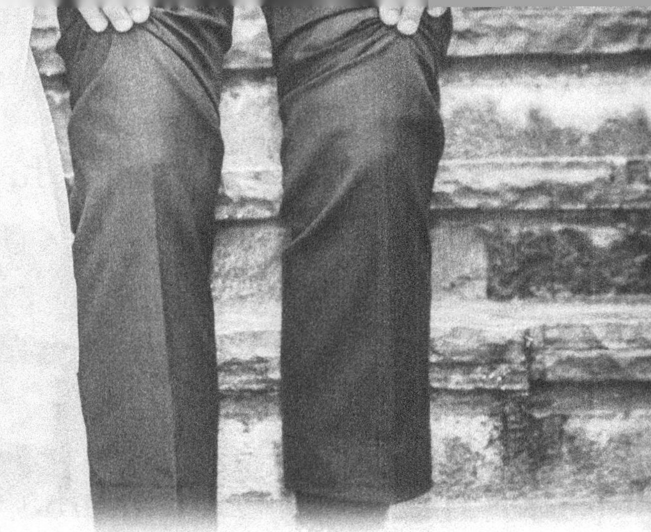

VECKA 2
STÖDET

1 Mosebok 2:18 (NIV): "Herren Gud sade: 'Det är inte bra för mannen att vara ensam. Jag ska göra en hjälpare som passar honom'."

Som maka till en gravid fru är du utan tvekan där för resan under denna spännande men ibland tumultartade period. Vad kan du då göra för att ge den kärleksfulla partner din fru förtjänar?

Gör det känt att du överväger henne och försöker vara till hjälp. Det krävs mycket emotionell förberedelse för att gå igenom graviditeten utöver de fysiska förändringar och praktiska anpassningar som sker. Som ett resultat, prata med din fru ofta under dagen, fråga om hur hon mår och var beredd att höra henne. Var lika förberedd och ivriga att röra sig snabbt och hjälpa henne på alla sätt som hon behöver.

Du behöver bara vara villig att massera; du behöver inte vara en fantastisk massör. En avslappnande massage kan avsevärt minska spänningar och det obehag som kommer med värk och smärta som följer med graviditeten (och lite till).

Även en skön hårbottenmassage kan vara ganska avslappnande. Fot- och underbensmassage är självklart de bästa alternativen. Det brukar vara okej att massera sin blivande fru.

Få henne att känna sig vacker och omhuldad. Att vara gravid kan vara isolerande eftersom bara din fru går igenom de betydande fysiska förändringarna som följer med det – förändringar som kan få henne att känna sig mindre vacker. Ett kort "jag älskar dig" eller en snabb omfamning eller kyss kan betyda mycket för henne.

Tänk på att hon försöker få barn dygnet runt. Ju fler hushållsaktiviteter du kan utföra när din fru är gravid, desto bättre. Vänta inte på att bli tillfrågad; ta istället initiativ till att göra fler av de aktiviteter som gör att ditt hem fungerar på egen hand. Detta är en enkel, men mycket uppskattad, metod för att hjälpa din fru fysiskt och känslomässigt.

Vänta inte tills barnet föds för att åstadkomma saker du kan göra nu. Beroende på din frus graviditets detaljer kan "gå ut" betyda allt från kajakpaddling till att se ett liveframträdande till att äta lunch på din favoritrestaurang i närheten. Att ta sig tid för dina favoritaktiviteter tillsammans är avgörande, så länge du har graviditetsrelaterade överväganden i åtanke.

Bevisa för henne att ni är ett team. Gör det till ditt mål att delta så aktivt i alla aspekter av graviditeten som din fru önskar och kräver. Detta inkluderar att delta i alla prenatal-, förlossnings-, förlossnings- eller spädbarnsvårdskurser hon önskar, såväl som ultraljud och andra undersökningar. Var där för både henne och spädbarnet!

Gör så mycket forskning du kan om graviditet och förlossning. Lär dig alltid nya saker! Du kan ta på dig själv att bli en auktoritet inom graviditet, förlossning och spädbarnsvård medan din fru sköter det mesta av det graviditetsrelaterade arbetet. Detta är ytterligare ett sätt att visa din fru att du är en "lagspelare" förutom att förbereda dig själv.

Du kan hjälpa hennes försök att upprätthålla en aktiv livsstil genom att följa med henne på en promenad varje kväll efter kvällsmaten eller ta med henne till vattengymnastikkurser ibland.

Hon kommer att vara mer benägna att fatta hälsosamma beslut om du modellerar dem för henne. En hälsosam graviditet inkluderar att fatta beslut som att äta bra mat och få tillräckligt med sömn varje natt, förutom att uppnå den perfekta blandningen av aktivitet och avkoppling.

Min fru påpekar ofta hur jag kunde vila min handflata på hennes mage varje kväll före sänggåendet och be en liten bön under hela graviditeten på nio månader. Jag hoppade inte över en dag, och jag gjorde detta som ett tecken på mitt stöd, omtanke och omtanke om henne.

REFLEXION

De fyra(4) sätten att vara stödjande till din fru under graviditeten

Visa kärlek och tillgivenhet

Fråga; Har du listat ut hur du kan visa henne kärlek och tillgivenhet?

Ha tålamod och förstående

Fråga; Hur kan du arbeta med dina egna känslor så att du reagerar ordentligt även när du blir provocerad av henne?

Delta aktivt

Fråga; Hur varit passiv eller aktiv i dina roller som man?

Be tillsammans

Fråga; Hur kan du skapa en rutin för att be för graviditeten?

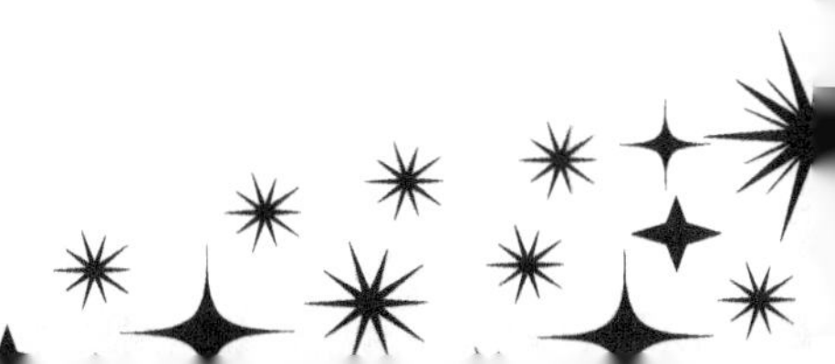

BÖN

Himmelske Fader, ge mig ett faderligt hjärta som visar sann medkänsla, kärlek och stöd gentemot min fru. Ta bort all ande av svaghet från mig vid denna tid som vill hindra mig från att få henne att känna sig verkligen älskad och önskad.

I Jesu namn. Amen

BIBEL MEDITATION

Efesierbrevet 5:25 (NIV): "Men, älska era hustrur, precis som Kristus älskade församlingen och utgav sig själv för henne."

Efesierbrevet 5:28-29 (NIV): "På samma sätt bör män älska sina hustrur som sina egna kroppar. Den som älskar sin hustru älskar sig själv. Trots allt har ingen någonsin hatat sin egen kropp, utan de föder och ta hand om sin kropp, precis som Kristus gör församlingen."

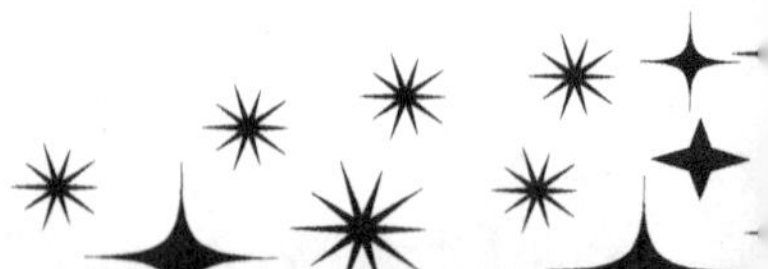

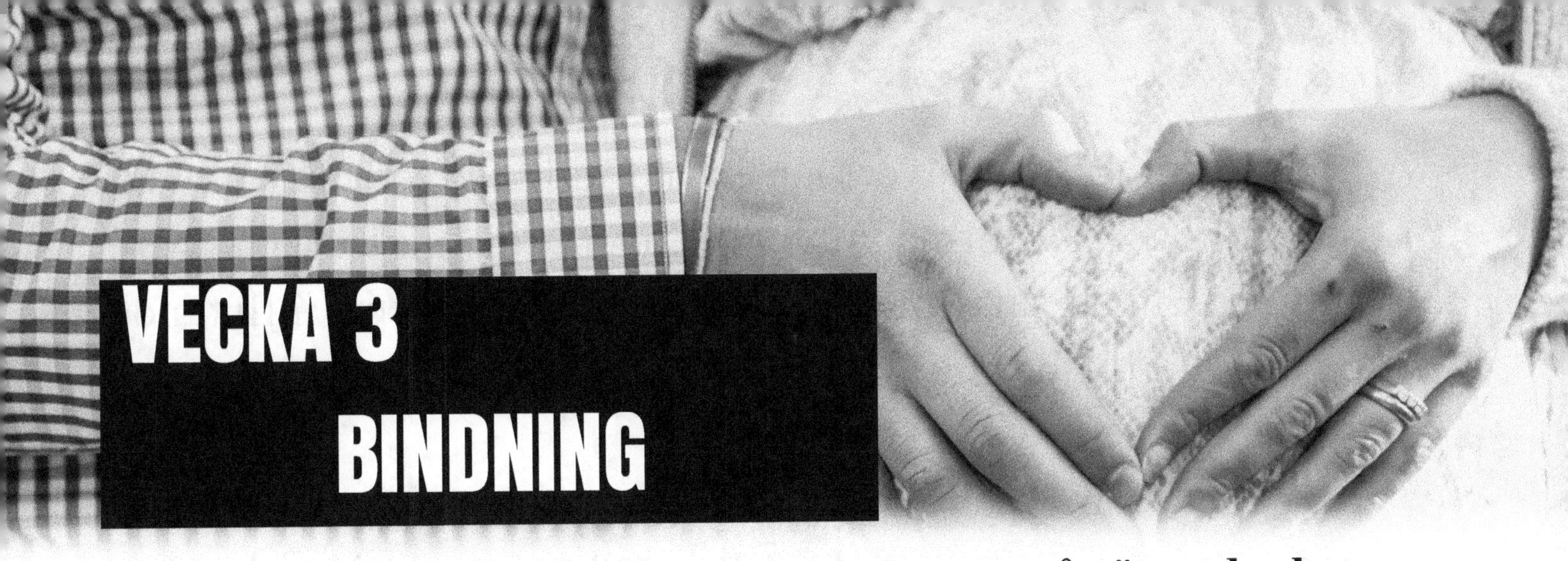

VECKA 3
BINDNING

Ordspråksboken 22:6 (NIV): "Börja barnen på vägen de ska gå, och även när de är gamla kommer de inte att vända sig från det."

När min son fortfarande låg i magen kan jag fortfarande minnas att jag tog mig tid att läsa ett bibelställe för honom. Detta kan verka konstigt för dig, men jag gjorde det varje gång jag kom hem från jobbet. Jag minns att jag ofta läste ordspråksboken för min frus svällande mage.

Även om studier har visat att bindning med ditt barn när de fortfarande är i livmodern kan vara lika bra, är det få föräldrar som inser värdet av att göra det. Problemet är att, om inte barnet utvecklas i din egen livmoder, kan det vara svårt att känna sig kopplad till dem.

Vi börjar inse hur viktig graviditetstiden kan vara för en babys tillväxt utöver bara dess fysiska aspekter när vi upptäcker mer om hur de utvecklas i livmodern.

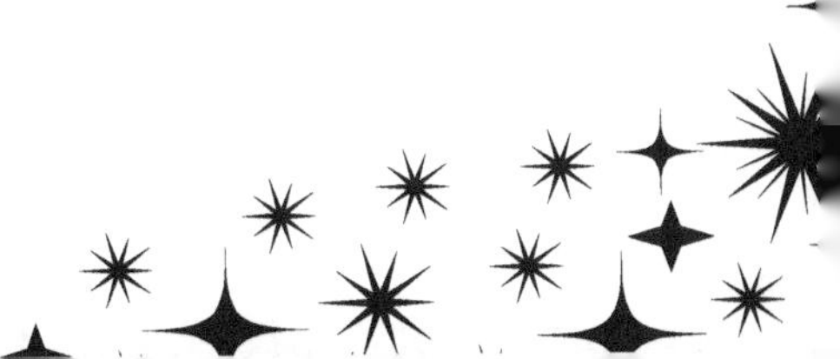

Långt före födseln utvecklar en nyfödd medvetenhet om sin omgivning och förmågan att reagera instinktivt på yttre stimuli. Enkelt sagt, under graviditeten har du ett inflytande på ditt ofödda barn.

Mängden och typen av interaktion vi har med vårt ofödda barn under graviditeten kan ha en betydande inverkan på relationen vi har med våra barn senare i livet.

Att knyta an till din fru när hon är gravid är det första steget. Det kan förekomma nattliga svettningar, mycket kräkningar och gråt och en omtanke av frasen "oförutsägbar". Att stödja henne genom varje sammandragning och paus på toaletten kommer inte bara att stärka din relation med din fru utan också med det ofödda barnet som är källan till allt.

Vissa föräldrar tycker att det första disiga fotot av deras bönformade klump är det perfekta sättet att få kontakt med den nyfödda. Andra kan behöva några fler besök.

Men genom att gå på varje ultraljudsmöte kan du se barnet växa inuti din fru, vilket kommer dig närmare ditt barn varje gång.

Den faktiska upplevelsen, att höra fostrets hjärtslag och mammas magljud när de rör sig i realtid, har något att erbjuda som ultraljudsfotografier och filmer helt enkelt inte kan matcha.

Prata med barnet, sjung för dem, stryk sin mammas mage (om hon håller med) och njut överlag av att veta att ditt barn hör dig och kan identifiera din röst innan de ens når denna värld. Du kommer att lära känna ditt barn bättre och utveckla en närmare relation med dem innan de ens föds om ni spenderar mer tid tillsammans som familj.

Varför inte sjunga duetter till det ofödda barnet i din partners mage? för den musikaliska familjen. Alla engagerade kommer att dra nytta av de positiva musikaliska vibrationerna som kommer att genomsyra amnionatmosfären. Vid 16 veckors graviditet börjar bebisar uppfatta ljud från omvärlden.

Du har chansen att kommunicera med ditt ofödda barn via bön som kristen pappa. Ägna lite tid åt att be att Gud ska välsigna, leda och skydda ditt barn. Ge Herren ditt barn i hängivenhet och be honom att vara med din växande familj.

Läs bibelverser högt för ditt ofödda barn. Prata om de bibliska berättelserna om tro, hopp och kärlek.

Genom denna rutin kan Guds ord vara ingrodd i deras hjärtan från en tidig ålder.

REFLEXION

De fyra(4) sätten att ansluta till ditt ofödda barn

Prata med ditt barn

Fråga; Vilka positiva affirmationer kan du berätta för ditt barn dagligen?

Spelar musik

Fråga; Är du redo att skapa en kraftfull spellista med tillbedjande sånger för att berika ditt barn?

Högläsning

Fråga; Vilken typ av böcker kan du börja läsa för din bebis?

Ber högt

Fråga; När var sista gången du bad högt för ditt ofödda barn?

BÖN

Himmelske Fader, ge mig visdom att börja träna mina barn på ditt sätt innan de föds. Lär mig sätt att knyta kontakter och leda dem till din varje dag i deras liv.

I Jesu namn. Amen

BIBEL MEDITATION

Jesaja 54:13: Alla dina barn skall bli undervisade av Herren, och stor skall vara dina barns frid.

Jakobsbrevet 1:17: Varje god gåva och varje fullkomlig gåva kommer från ovan och kommer ner från ljusens Fader, hos vilken det inte finns någon variation eller skugga på grund av förändring.

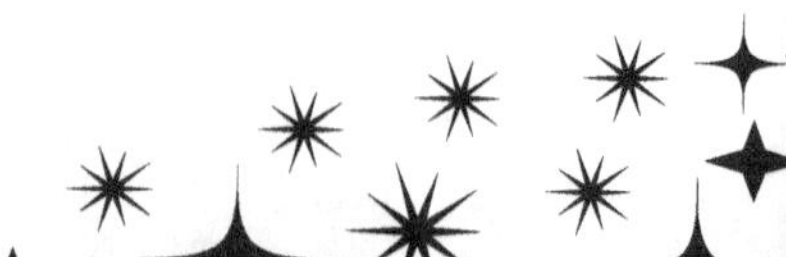

VECKA 4
FÖRBERED BOET

Matteus 18:6 (NIV): "Om någon får någon av dessa små - de som tror på mig - att snubbla, vore det bättre för dem att ha en stor kvarnsten hängd runt halsen och att drunkna i djupet av havet."

Bibeln klargör Guds kärlek till barn. Detta är hörnstenen i en kristen syn på barnskydd och barnsäkerhet. Det mest avgörande begreppet att förstå är att en kristens perspektiv på barn bör spegla Guds perspektiv, och våra handlingar bör spegla Guds karaktär.

Förutom att skaffa spjälsängen, ställa in baksätet i bilen, köpa babyutrustning eller fylla på med babyvårdsnödigheter, finns det andra sätt att förbereda ditt hus för ditt blivande barns födelse. Jag lyfter fram den andliga aspekten av att förbereda ditt hus eftersom, som vi alla vet, de alla är nödvändigheter som du måste ha förberett dig för.

Min fru och jag gick alltid till ett avsett bönerum innan vår sons födelse, där vi förvarade en bibel, ett krucifix och andra religiösa artefakter som en påminnelse om vår tro.

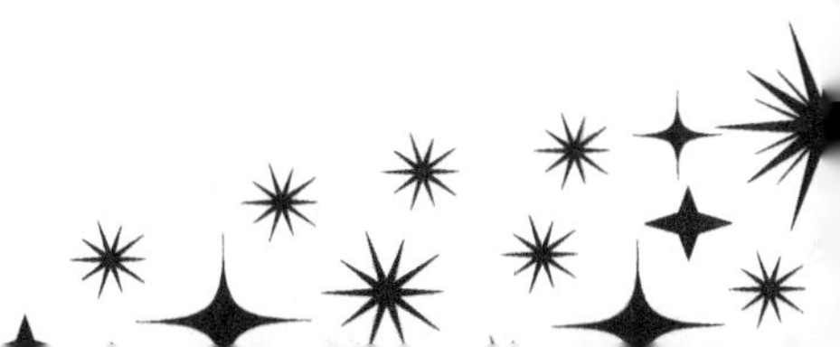

Jag introducerade gradvis familjehängivenhet i mitt hushåll; det blev en daglig rutin för oss att börja dagen med att anförtro den åt Herren.

Vi såg också till att modifiera omgivningen genom att spela regelbundet schemalagd kristen musik eller psalmer i vårt hus. Kristen musik kan framkalla känslor av lugn och andlighet. Musik har en djupgående effekt på miljön.

Glöm inte att be böner för att välsigna barnkammaren, som jag gjorde strax innan min son (Ken) kom hem. Tacka för Guds nåd och skydd på detta område. Att lägga till en bibel eller ett krucifix till barnkammaren är ett annat alternativ.

Innan ett nytt barn föds kände jag att det var en riktigt bra övning att gå på en personlig retreat för att förbereda mitt hjärta för denna nya fas av föräldraskapet.

Tillbringa lite tid ensam med Herren, i hans ord och i bön. Be om nåd. Jag måste erkänna att jag omöjligt kan göra det här uppdraget. Jag är inte kapabel att bli en anständig pappa på egen hand. Gång på gång snubblar jag och faller. För att finna nåd i hans famn måste jag avstå från kontrollen.

Jesus omhuldade barn. Han hälsade på dem. Han gav dem en kram. Matteus 19:13–15; Markus 9:37; Matteus 18:2–6. De är en välsignelse, ett arv och en belöning, lovade han i sitt ord.

De är hans vänligaste gåva som han har valt att föras vidare via oss. Barn är ett vapen, ett verktyg som vi lägger i våra händer för att vara redo att utkämpa strid i fiendens lägret. Ingen kan motstå oss med styrkan och effekten av Guds gåva av barn! (Psaltaren 127:3; 5 Moseboken 28:4).

Jag anstränger mig för att läsa en utmärkt inspirerande bok om föräldraskapets kallelse före varje förlossning. liknande boken du läser just nu. Slutligen, förbered ditt hjärta. Tänk på skyldigheterna och fördelarna med faderskap.

REFLEXION

De fyra(4) sätten att förbereda sig mentalt och andligt för ditt ofödda barn

Förbered ditt hjärta

Fråga; Hur kan du förbereda ditt hjärta andligt för din bebis ankomst?

Tappa kontrollen

Fråga; Är du villig att låta Gud vara fadern till ditt barn?

Böner

Fråga; Hur kan du använda bön som ett verktyg för att förbereda ditt hem nu?

Studera

Fråga; Vilka böcker kan du läsa för att förbereda dig?

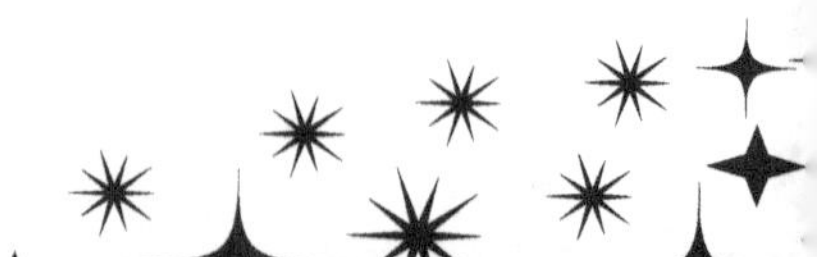

BÖN

Käre Gud, precis som du är en Fader för mig, bli
Fader till min son. Ge mig visdom att förbereda ett
gudomligt hem för min babys ankomst. Jag
överlämnar allt i din hand.

I Jesu namn. Amen

BIBEL MEDITATION

Filipperbrevet 1:6: Ty jag är övertygad om just
detta, att han som började ett gott verk i er kommer
att fullborda det till Kristi Jesu dag.

3 Joh 4: Jag har ingen större glädje än denna att
höra om mina barn som vandrar i sanningen.

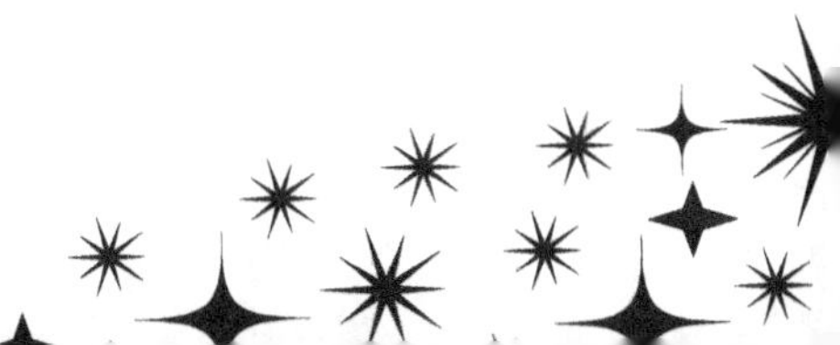

VECKA 5
MILSTOLPE

Jeremia 29:11 (ESV): "Ty jag vet vilka planer jag har för dig, säger Herren, planer på välfärd och inte för ondska, för att ge dig en framtid och ett hopp."

Bibeln lär oss att Gud är livets Skapare, och detta inkluderar graviditeter. Han spelar en avgörande roll i varje människas uppfattning och tillväxt. Psaltaren 139:13–16 talar om hans direkta engagemang: "Ty du skapade mitt innersta; du knyter ihop mig i min mammas mage. Jag prisar dig för att jag är fruktansvärt och underbart gjord; dina verk är underbara, det vet jag mycket väl. Min ram var inte gömd för dig när jag skapades i det hemliga när jag vävdes samman i jordens djup. Dina ögon såg min oformade kropp; alla dagar som jag hade bestämt skrevs i din bok innan en av dem blev till."

Det kan inte finnas några tvivel efter att ha läst denna vers att Gud skapade alla barn.

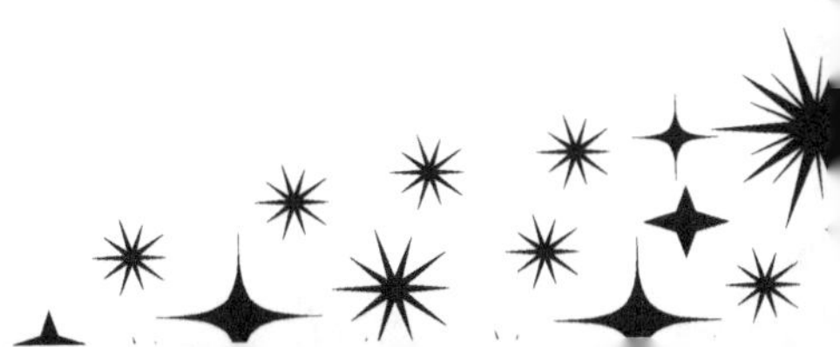

Det embryonala skedet visar Guds expertis i att skapa oss. Ungefär den tredje graviditetsveckan fram till den åttonde graviditetsveckan anses vara de embryonala veckorna. Vi ser hjärnrörets komplexa utveckling såväl som den första pulsen.

I samma ögonblick som jag hörde min sons hjärtslag under min frus graviditet fick jag en pliktkänsla över mig. Det fick mig att börja planera för honom, med vetskapen om att Gud skapar ett liv för mig att ta hand om på jorden.

Känslan är svår att uttrycka enbart med ord. Det faktum att ett mirakel äger rum i livmodern, ett under som vi bara kan kreditera vår himmelske Fader, ödmjukade mig.

Barnet växer med en halv tum under andra trimestern. Armbågar och fingrar är synliga, kan röra sig och har reflexsvar vid beröring. Smaklökar, ögonlock och tandlökar för "barntänder" håller på att utvecklas. Dessa är demonstrationer av Guds nåd snarare än bara biologiska processer. Vi påminns om psalmistens ord: "Ty du skapade mitt innersta, du knyter ihop mig i min moders sköte" (Psaltaren 139:13).

Oron för missfall minskar när andra trimestern närmar sig, vilket för med sig en starkare tro.

En helig ande rör sig inom oss, och de livande och de subtila rörelserna är som viskningar från himlen som berättar om detta. Med tanke på att Gud kände ditt barn innan planeten ens bildades, kan denna säsong komma med kunskapen om barnets verkliga kön och ge dig frid. Våra hjärtan rörs av Marias lovsång när moderlivet förvandlas till ett skydd för livet: "Min själ ärar Herren, och min ande gläds åt Gud, min Frälsare" (Luk 1:46-47, ESV).

Under tredje trimestern började jag dyka upp varje gång min fru gjorde ett ultraljud. Dessa MRI (magnetisk resonanstomografi) gjorde att jag kunde se min frus framsteg när bebisens lungor mognade och bebisen började träna andningsrörelser.

Barnets hållning, ofta med huvudet nedåt, återspeglar den gudomliga ordningen i universum. Vi påminns om att Guds plan för detta barn genomförs med syfte och noggrannhet när barnets vikt och storlek ökar. Det blir en tid att se fram emot och överlämna allt till Gud.

Varje hjärtslag, varje kicka och varje fladder är ett uttryck för Guds kärlek och nåd. Dessa milstolpar är anledning till stor glädje. Att veta att Gud finns där för min fru och mitt barn gav mig det mod jag behövde för att möta denna utmaning.

Vi uppmanas att överväga Marias och Josefs personliga resa till Betlehem när vi närmar oss slutet på denna extraordinära resa. Liksom dem gör vi oss redo i våra hem och hjärtan för ett nytt liv.

Dessa prenatala milstolpar är mer än bara fysiska händelser; de är andliga vändpunkter, heliga ögonblick som tjänar som en påminnelse om vår status som Guds medskapare. Varje bebis är ett levande exempel på Guds outgrundliga kärlek och nåd, och de inspirerar uppskattning och vördnad för det storslagna under som äger rum inom oss.

REFLEXION

De fyra(4) sätten att förstå graviditetens milstolpe

Erkänn livets mirakel som en gåva från Gud

Fråga; Hur tänker du ta hand om denna gåva?

Omfamna rollen som medskapare med Gud

Fråga; Hur känns det att vara medskapare?

Fira Guds plan för tillväxt och utveckling

Fråga; Hur planerar du att fira denna nya utveckling i ditt liv?

Be om vägledning och skydd under hela resan

Fråga; Vilken typ av bön ska du be under den här säsongen?

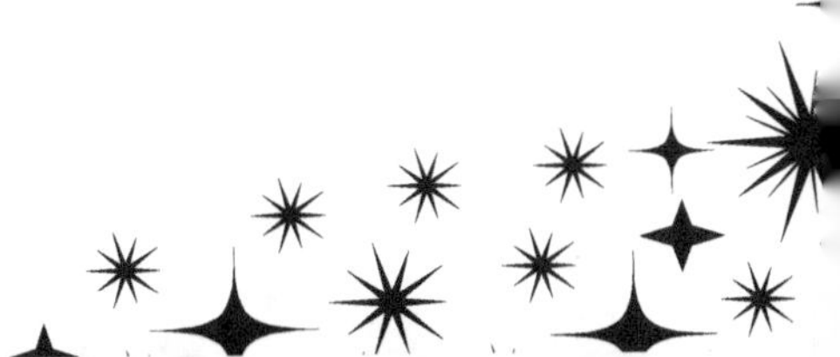

BÖN

Himmelske Fader, jag kommer framför dig i dag
med vetskapen om att du är författaren till alla liv
här på jorden och bortom. Lär mig att agera
därefter under dessa graviditetsmilstolpar.

I Jesu namn. Amen

BIBEL MEDITATION

Första Moseboken 2:7 "Då formade Herren Gud
människan av stoft från marken och blåste livsande
i hans näsborrar, och mannen blev en levande
varelse."

Psaltaren 28:7 "Herren är min styrka och min sköld;
på honom litar mitt hjärta och jag får hjälp, mitt
hjärta jublar, och jag tackar honom med min sång."

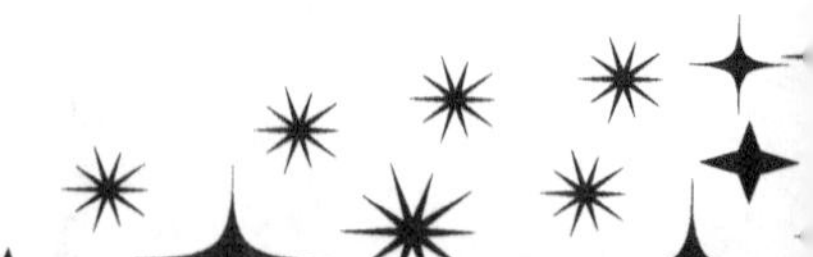

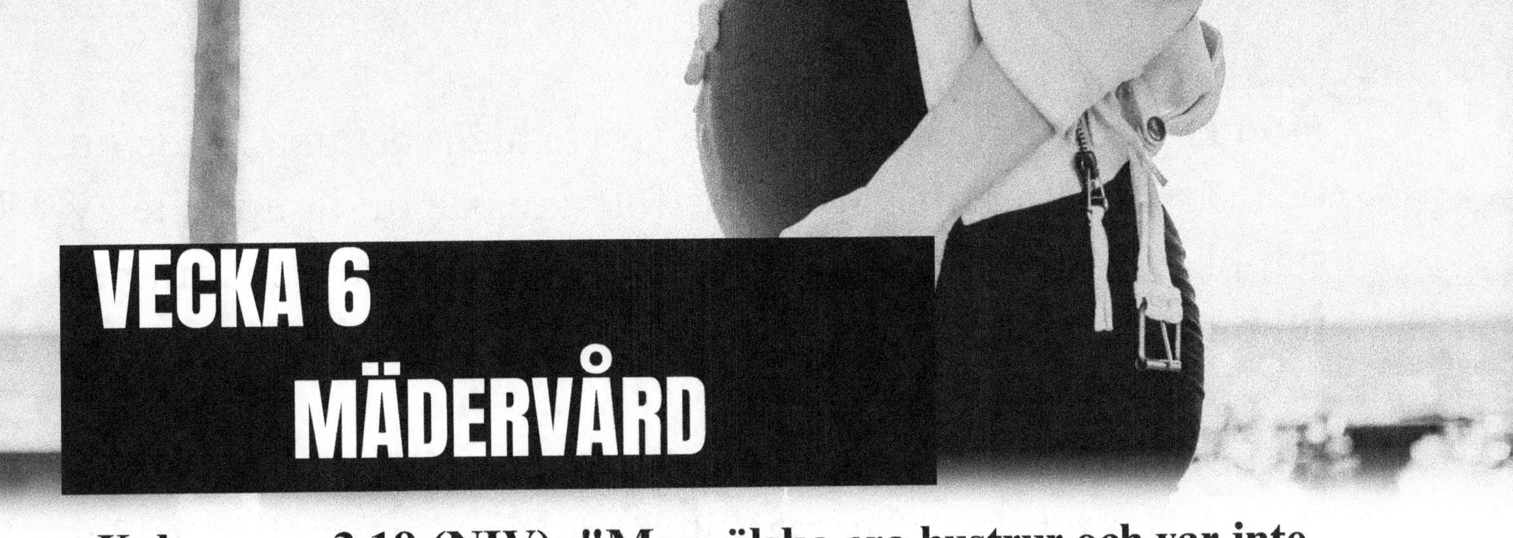

VECKA 6
MÄDERVÅRD

Kolosserna 3:19 (NIV): "Men, älska era hustrur och var inte hårda mot dem."

Jag kunde inte prata när jag såg min fru föda för första gången. Blod. vätskor i kroppen. Det finns sjuksköterskor och läkare runt omkring. enheter, lampor och ljud. den ivriga förväntan på det kommande evenemanget. obehaget av förlossningsvärk och att älska din fru tolerant genom alla dess toppar och dalar. Och det är bara för en vanlig leverans. Det var mycket att ta in.

Din fru har antagligen känt en beröring under vädret på sistone. Hon upplever allvarlig illamående på morgonen, vilket gör henne ständigt illamående och ofta på gränsen till kräkningar. Även om det här stadiet av graviditeten är utmanande, indikerar illamående att ditt barn fortfarande växer. Din fru kommer utan tvekan att bli utsliten, även om hon inte är sjuk (en del damer är inte det).

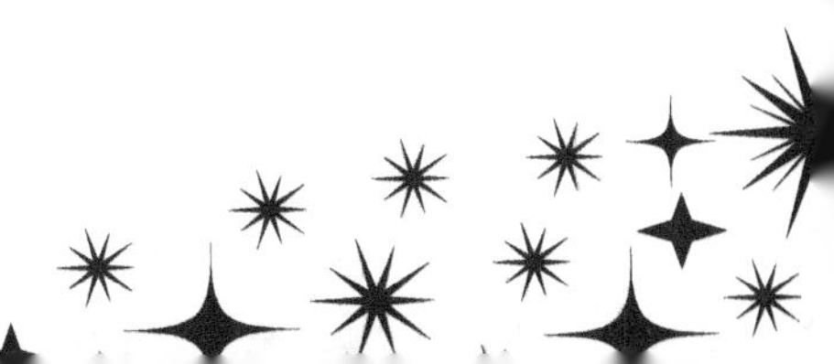

Hon kommer därför att behöva större hjälp hemma. Både nu och särskilt efter att barnet har fötts, måste du ta upp lite av slappheten. Var inte en feg eller envis person när det kommer till hushållssysslor.

Ta bort skräpet. Tvätta och torka disken. Gör kvällsmat. Se det som ett mycket praktiskt tillvägagångssätt att visa din fru att du bryr dig om du inte tidigare har hjälpt till på detta sätt.

Det här är kanske den perfekta platsen att börja om du undrar hur du kan utveckla intimitet med din fru under denna svåra stund. Hon behöver din hjälp akut!

Under hela din frus graviditet bör den vanligaste frågan vara: "Finns det något jag kan göra för att hjälpa dig?" Kontrollera regelbundet med henne för att se hur du kan hjälpa henne före och efter barnets födelse.

Prenatala besök är en fantastisk metod för att öka upprymdheten under graviditeten. Även de andra vanliga undersökningarna kan göra att du känner dig mer kopplad till graviditeten och får mer kunskap om vad du kan förvänta dig. Naturligtvis är upplevelsen av att se sitt ofödda barn på ultraljud unik.

Du har chansen att lära dig mer om ditt barns framsteg, ställa alla frågor du kan ha och förstå vad din partner går igenom.

Prata med din medförälder om att sätta upp en plan som gör att du kan delta i så många möten du kan, även när arbetsscheman och andra svårigheter kan hindra dig från att göra det.

Det börjar under graviditeten för vissa män. Sex är långsammare eftersom din fru mår dåligt. Sex kan vara obehagligt när graviditeten fortskrider. Hon kommer att behöva tid att läka efter förlossningen - och ett kejsarsnitt kräver mer tid att återhämta sig.

Aldrig frukta; närhet kommer tillbaka någon gång. Genom att erkänna att detta är en utmanande säsong för intimitet och inte pressa din fru att vara intim när hon inte är redo, kan du stötta din fru genom denna tuffa period på ett annat sätt.

Under en lång tid har jag varit pappa. Både trevliga och hemska dagar har inträffat ofta. Men trots allt har min familj fortsatt att uppleva hans orubbliga lojalitet.

Eftersom Gud alltid har varit pålitlig i det förflutna, kan jag lita på att han kommer att göra detsamma i nuet och i framtiden för min fru, mig själv och våra tre barn (1 Tess 5:24). Han kommer också att fortsätta att vara närvarande, pålitlig, förlåtande och kärleksfull mot oss. Jag är mycket tacksam mot min hängivna Gud, som överdådigt ger nåd till människor som inte förtjänar det, även om jag fortfarande har många år av föräldraskap framför mig.

Det är ditt ansvar som pappa att se till att din make/maka får största möjliga läkarvård. Leta efter medicinsk personal som delar dina moraliska principer och som är lyhörda för livets helighet. Din familj kommer att känna sig trygg och full av hopp under denna heliga resa tack vare din familjs förtroende för dessa vårdare och din orubbliga tro på det gudomligas förmåga att läka.

REFLEXION

De fyra(4) sätten att visa omsorg till min fru under prenatal

<table>
<tr><td>

Be Tillsammans

Fråga; Hur ofta kan du be för henne nu?

</td><td>

Delta i prenatal möten

Fråga; Hur kan du lägga om din dag så att du alltid kan vara närvarande vid prenatal möten?

</td></tr>
<tr><td>

Hjälpa till med hushållssysslor

Fråga; Vilka sysslor i huset kan du ta hand om för att underlätta arbetet för din fru?

</td><td>

Uttryck tillgivenhet och uppmuntran

Fråga; Hur kan du visa henne mer tillgivenhet och ge henne mer uppmuntran?

</td></tr>
</table>

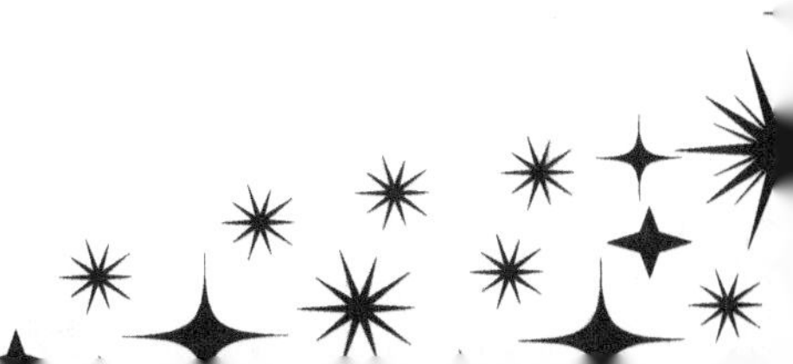

BÖN

Käre Gud, ge mig ansvarskänslan att hjälpa min fru genom den här säsongen. Ge mig nåden och ödmjukheten att bli en stark jordisk pelare för min fru närhelst hon behöver mig.

I Jesu namn. Amen

BIBEL MEDITATION

1 Mosebok 2:24 (NIV): "Det är därför en man lämnar sin far och mor och förenar sig med sin hustru, och de blir ett kött."

1 Petr 3:7 (NIV): "På samma sätt ska män vara hänsynsfulla när ni lever med era hustrur och behandla dem med respekt som den svagare partnern och som arvtagare till livets nådiga gåva, så att ingenting ska hindra dina böner."

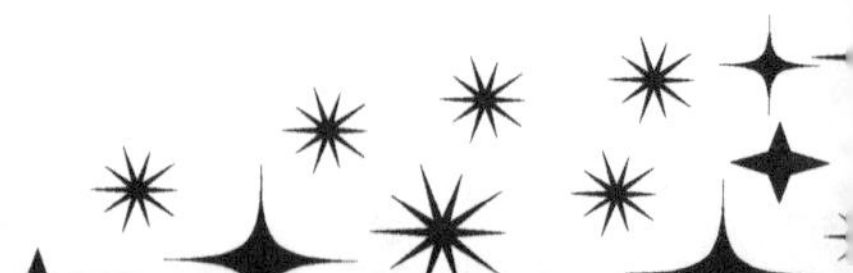

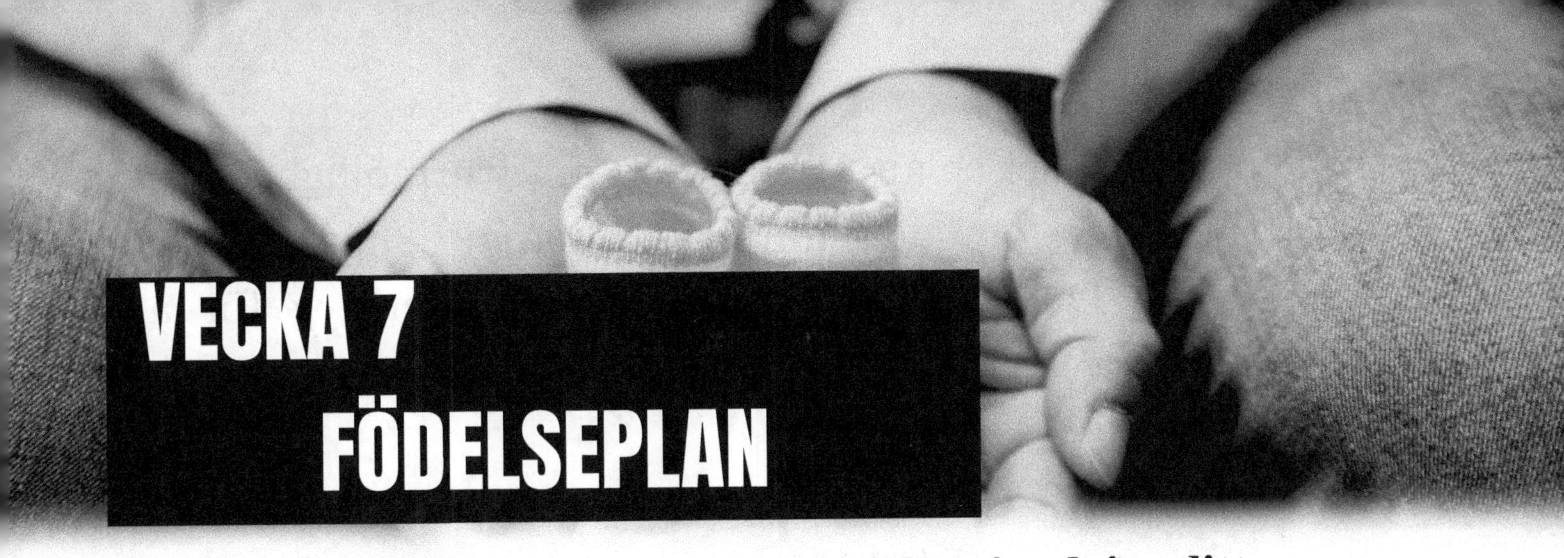

Ordspråksboken 24:27 (NIV): "Sätt i ordning ditt utomhusarbete och gör iordning dina åkrar; bygg sedan ditt hus."

När jag hör några kvinnor evangelisera för en naturlig förlossning, oroar jag mig eftersom jag ser de sörjande kvinnorna som inte kan få en naturlig förlossning. Men ett sådant tänkande kan vara både självbelåtet och historiskt analfabet. Självförverkligande är inte födelsepunkten.

Din fru har redan ett maraton under bältet; hon behöver inte lägga till naturlig födelse på sin bucket list. Unga kvinnor kan övertalas genom att överbetona naturlig förlossning att tro att det är det enda alternativet för målmedvetna mödrar.

Ur en kristen synvinkel är att göra en födelseplan för din fru en användbar och hänsynsfull metod för att förhandla fram den heliga förlossningsresan. En födelseplan är ett sätt för dig och din fru att låta sjukvårdspersonalen veta vad du vill göra före, under och efter förlossningen av ditt barn. Varje förlossning är en speciell händelse.

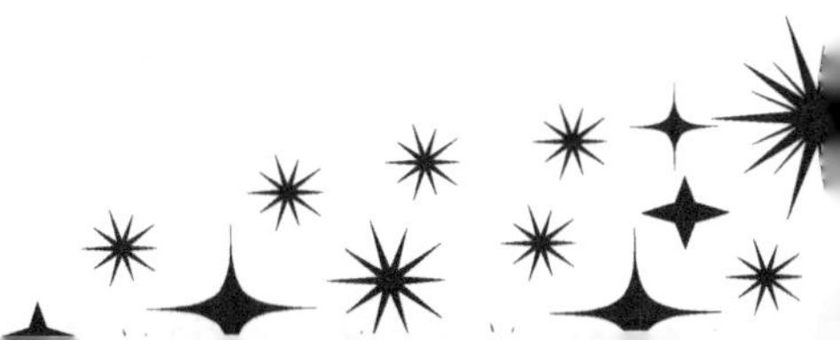

Att göra en födelseplan ger dig och din fru möjligheten att vara medveten om alla din frus alternativ när hon har förlossning. Det fungerar också som ett verktyg för att kommunicera hennes preferenser till personalen som tar hand om henne.

En av de otaliga möjligheterna att lära sig att "människans hjärta planerar sin väg, men Herren fastställer hans steg" (Ordspråksboken 16:9). Våra barns liv är under Guds kontroll, inte vårt. Åh, vad utmanande för mig att lära mig det! Som med alla våra förberedelser för våra barn kan födelseplaner vara användbara verktyg, men de måste användas med försiktighet.

Våra barns liv är inte helt i våra händer. Vi kan inte få våra barn att amma, gå och lägga sig, äta näringsrik mat eller tro på Gud. Graviditet och förlossning är inte möjligheter till självuttryck, utan snarare några av de tidigaste chanserna att sätta din tillit till Gud som förälder.

När vi väl går utanför sjukhuset försvinner inte lusten att jämföra. Inlägg i sociala medier och samtal på äldreboendet är två sätt att fortsätta. Vilket barn sover längst? Vem ammar effektivt och vem gör inte det? Vem böjer sig först? Vem startar samtalet? Vem får spela i ett fotbollslag? De som läste först? Vem utbildas hemma? vem går i privata skolor?

Denna kontrast kan avslöja kontroll, självkärlek och tacksamhetsidoler vi har i våra hjärtan.

Jag vill bara att du ska vara medveten om att en födelseplan ger din fru att säga till om hennes förlossning. Hon har chansen att uttrycka sina val och önskemål när det gäller hantering av smärta, förlossningsprocessen och medicinska insatser. Genom att inse att din frus beslut och känslor är avgörande för denna resa, är denna känsla av bemyndigande förenlig med den kristna tron på varje persons värde och värdighet.

Kom ihåg att varje kvinna kommer att ha en distinkt födelseplan eftersom vad som ingår i den beror på vad som är viktigt för henne. Hennes vårdgivare kommer snabbt att kunna förstå vad som är viktigt för henne och vad hennes preferenser är om de har tillgång till en välpresenterad och enkel att följa förlossningsplanen. Tidigt i graviditeten bör en födelseplan tas upp.

Gå med din fru idag och låt henne skriva ner sina högsta prioriteringar. Sträva efter att hålla födelseplanen så kort som möjligt.

REFLEXION

De fyra(4) sätten att hjälpa min fru att skapa en födelseplan

Öppen kommunikation

Fråga; Är det något specifikt med förlossningsupplevelsen som du har tänkt på eller föreställt dig?

Utbilda er själva

Fråga; När vi går på förlossningskurser och lär oss mer om förlossning, finns det något särskilt ämne eller aspekt som du tycker är mest intressant eller viktig att diskutera vidare?

Forskning och dokumentation

Fråga; Vilken information eller detaljer skulle du vilja ha med i vår födelseplan?

Rådfråga sjukvårdspersonal

Fråga; När vi träffar vår vårdgivare, vilka frågor eller funderingar vill du att vi ska ta upp angående födelseplanen?

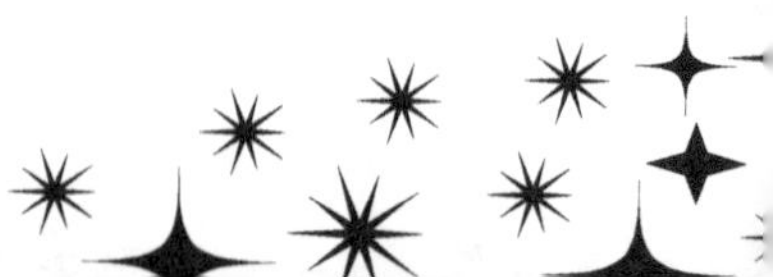

BÖN

Himmelske Fader, vi överlämnar våra planer till din vård för det är du som beordrar vårt steg. Ge oss visdom att göra en genomtänkt plan och hjälpa min fru på alla sätt.

I Jesu namn. Amen

BIBEL MEDITATION

Psaltaren 37:5 (NIV): "Överlåten din väg åt Herren, lita på honom, så kommer han att göra detta."

Psaltaren 55:22 (NIV): "Kasta dina bekymmer på Herren, så ska han uppehålla dig; han kommer aldrig att låta den rättfärdige vackla."

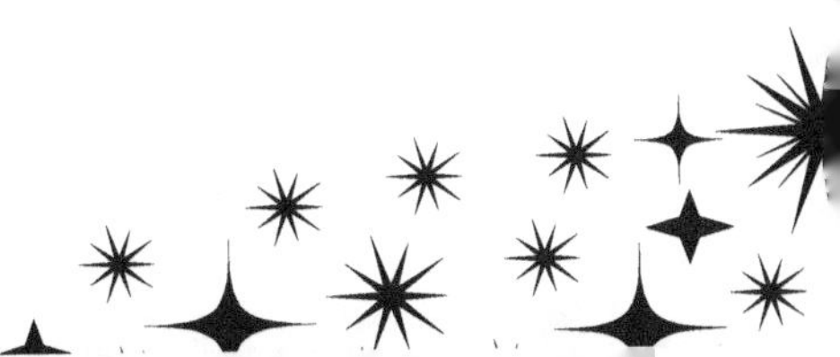

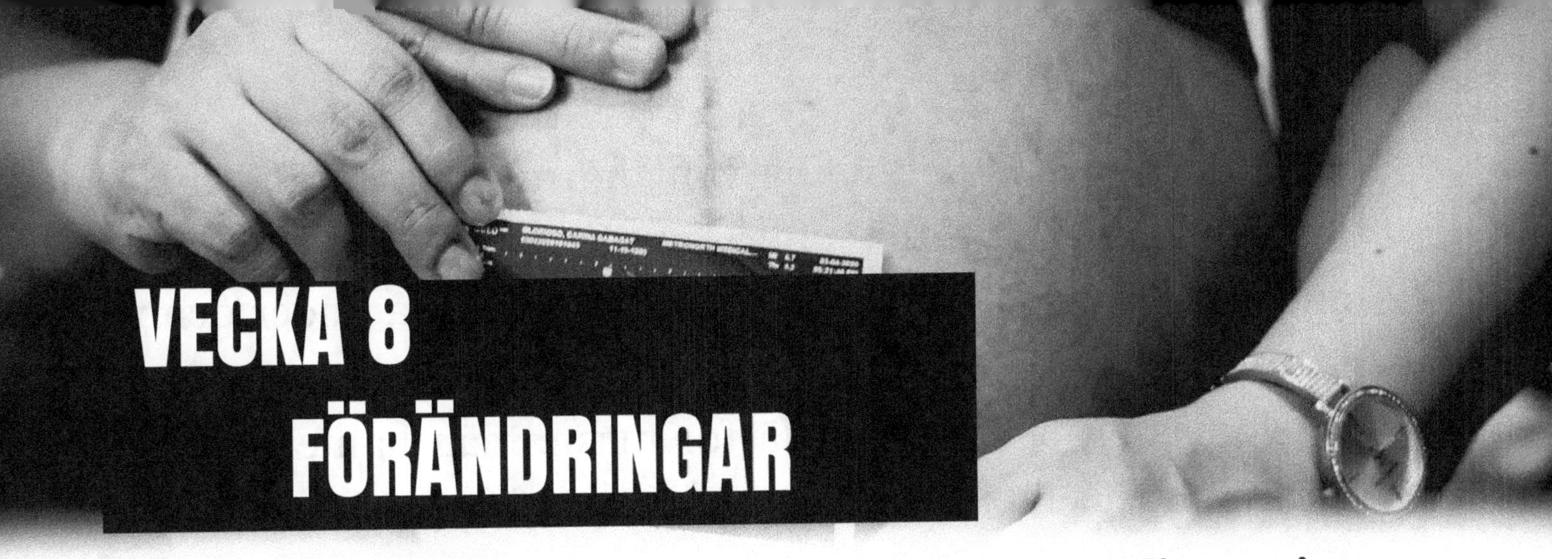

VECKA 8
FÖRÄNDRINGAR

Jesaja 41:10 (NIV): "Så frukta inte, ty jag är med dig, var inte förskräckt, ty jag är din Gud. Jag ska stärka dig och hjälpa dig, jag ska stödja dig med min rättfärdiga högra hand."

Har du någonsin gått på äggskal? det var precis så det var för mig när min fru (Grace) var gravid med vårt första barn (Ken), "Älskling, varför tittar du på mig på ett sådant sätt?" "Baby, jag känner för att gråta nu," "Du älskar mig inte längre, eller gör du?" Detta var min verklighet och jag var förvirrad som förstagångspappa, det tog mig mycket att studera och ställa frågor för att äntligen förstå vad som hände med henne.

Din partners humör kan påverkas negativt av graviditeten, och du kan känna att allt du säger och gör är felaktigt. På grund av de känslomässiga toppar och dalar som graviditetshormoner kan orsaka, kan många kvinnor känna sig mer rädda eller sårbara som ett resultat av graviditeten.

Att hitta ett sätt att komma runt hormonella förändringar blir en högsta prioritet eftersom de är ett av de största hindren som du sannolikt kommer att stöta på under denna tid. Din frus handlingar och beteenden påverkas känslomässigt och fysiskt, därför måste män hantera denna situation med empati, medkänsla och en fast grund i sin tro.

Först och främst är kristna män kallade att älska sina hustrur som Kristus älskade kyrkan, som nämns i Efesierbrevet 5:25: "Männen, älska era hustrur, precis som Kristus älskade kyrkan och gav sig själv för henne." Om du vill stå emot den här säsongen, oavsett hur utmanande den kan verka, måste du vara tålmodig, medkännande och ståndaktig i din kärlek.

Gud blev mitt ankare vid den här tiden, och jag fann mig själv att spendera mer tid i bön än på att gnälla. Om du är en kristen make, ta chansen att be för din fru och din växande familj. Be för din frus psykiska och fysiska välbefinnande och sök Guds vägledning om hur du bäst kan hjälpa henne. Be honom också om metoder för att hjälpa dig förstå de hormonella förändringarna som din fru kan gå igenom.

Istället för att hysa förbittring eller vara stum, kontakta och rådgör med henne. Skapa en fri och bekväm miljö så att din fru kan dela sina känslor och bekymmer.

Det var enklare för mig vid den här tiden när min fru och jag satt ner tillsammans varje dag efter jobbet och jag bad henne berätta för mig vad hon tänkte på. Inse att hon har känslor och ge henne ett sympatiskt och förstående öra. Ordspråksboken 18:13 påminner oss: "Att svara innan du lyssnar - det är dårskap och skam."

Du kanske blir förvånad över att höra att den verkliga orsaken till hennes oro är att hon behöver din hjälp men hon kämpar för att säga det. För att gå den extra milen, tänk på att överraska henne med blygsamma gärningar av tillgivenhet och generositet. Ta ett varmt bad till henne, lämna hennes uppmuntrande meddelanden eller ge henne en liten fotmassage. Dessa handlingar visar hur hängiven och omtänksam du är.

Eftersom hormonella förändringar under graviditeten kan vara svåra för båda makarna, skulle det vara själviskt att ha tålamod med henne men inte med dig själv.

Be Gud att ge dig styrkan att vara den hängivna make som din fru behöver i denna svåra tid.

Kom ihåg att ni båda är på samma andliga väg, och genom att övervinna dessa hinder som ett par i tro och kärlek, kommer ni att fördjupa er relation och komma närmare Guds syften med att bilda familj.

REFLEXION

De fyra(4) sätten att navigera till hormonella förändringar hos min fru

Öppen kommunikation

Fråga; Hur mår hon idag? Finns det något hon skulle vilja prata om eller dela om sina känslor eller fysiska förändringar?

Empati och tålamod

Fråga; Hur bäst kan du stötta henne under stunder när hon hanterar hormonella förändringar?

Tillgivenhet och fysiskt stöd

Fråga; Hur kan jag ge fysisk komfort och tillgivenhet som hjälper henne att känna sig mer tillfreds under stunder av hormonella förändringar?

Bön och andligt stöd

Fråga; Hur kan du stötta henne andligt under den här graviditeten?

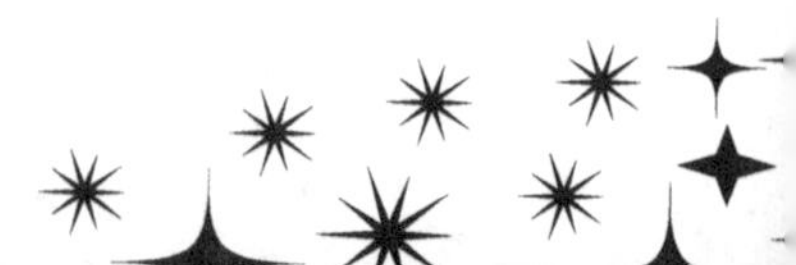

BÖN

Käre Gud, fyll mig med empati och återhållsamhet när det behövs under dessa prövande men glädjefulla stunder i min familjs liv. Ge mig visdom att tillämpa och styrka att uthärda.

I Jesu namn. Amen

BIBEL MEDITATION

Romarbrevet 8:28 (NIV): "Och vi vet att Gud i allt verkar till det bästa för dem som älskar honom, som har blivit kallade enligt hans avsikt."

Psaltaren 30:5 (NIV): "Ty hans vrede varar bara ett ögonblick, men hans nåd varar livet ut; gråt kan stanna över natten, men fröjd kommer på morgonen."

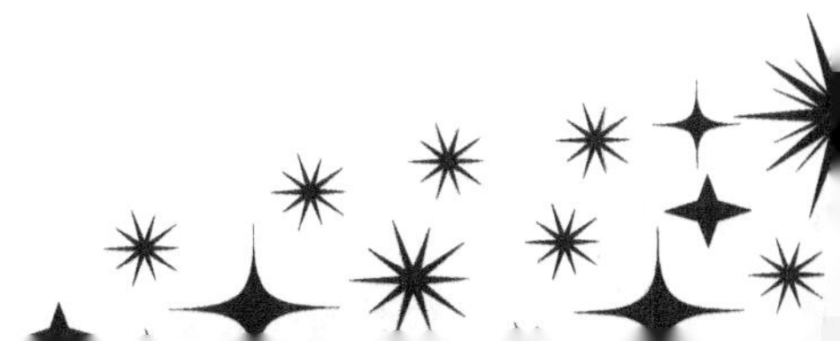

1 Mosebok 17:5: "Du skall inte längre heta Abram, ditt namn skall vara Abraham, ty jag har gjort dig till en fader för många folk."

Upplevelsen av att be om ett bebisnamn är olika för var och en av oss, oavsett om han får dig att brinna för ett visst namn, leder dig att välja något du inte hade tänkt på tidigare, inspirerar dig med bibliska karaktärer eller ger dig ett svar via bön eller drömmer.

Det finns flera trender som rangordnar namnens popularitet. Unika babynamn hyllas av en viss publikation samtidigt som de hånas av en annan.

Gud älskar våra barn mer än vi gör och känner dem bättre än vi. Vi kommer att få Skaparens ledning när vi ber om att namnge vårt barn. Trender förändras över tid. Studier är cykliska. Genom åren förblir Gud densamme.

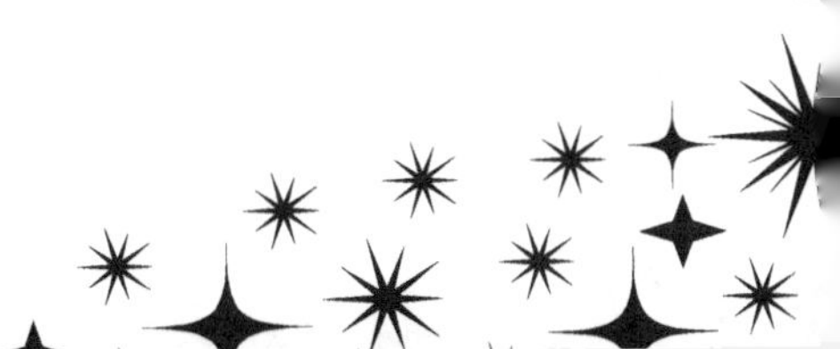

Bibeln har berättelser och berättelser om människor vars namn valts ut av Gud, och denna verkliga handling speglade deras kallelse och syfte. Namn har så stor betydelse för kristna på grund av detta.

Namnet på ditt barn är mer än bara en beteckning; det är också ett uttalande om vilka de är och en önskan om deras framtid. Med vördnad och ett hjärta som dras till de kristna principerna om nåd och betydelse, närma dig denna strävan.

Du kan börja detta underbara verk genom att lära dig om vackra och meningsfulla bibliska namn, men bara efter att ha bett om det till Gud den allsmäktige. Ta några idéer från dessa heliga sidor. Namn med konnotationer av egenskaper, som David, som betyder "älskade" eller Sarah, som betyder "prinsessa", kan vara lämpliga för ditt barn. Utforska Bibeln, be om vägledning genom bön och låt din tro tjäna som din kompass.

Lämna inte din fru utanför detta extremt viktiga val; det är ett jobb för er båda. Var uppmärksam på hennes preferenser och bekymmer samtidigt som du delar med dig av dina egna. Namnet kommer att vara viktigt för er båda och överensstämma med era gemensamma kristna värderingar tack vare ert gemensamma arbete. Din familjs samvaro bör återspeglas i namnet.

När du har kommit fram till en lista över välsignade, meningsfulla namn, forska vidare om deras ursprung och historia. Varje namn har en speciell betydelse som ofta kommer från språk och civilisationer från länge sedan.

Tänk på namn som förmedlar den kristna trons tre huvudpelare: hopp, tro och kärlek. Namn som "nåd", "glädje" eller "fred" kan fungera som en påminnelse till ditt barn om de värderingar de bör sträva efter.

Det är också viktigt att tänka på helgonens namn. Många kristna bestämmer sig för att ge sina barn helgonnamn vars liv bäst representerar de egenskaper de vill att deras barn ska sträva efter. Till exempel, att hedra den helige Franciskus av Assisi som namnet på ditt barn kan symbolisera ett liv som lever i ödmjukhet, välgörenhet och kärlek till alla Guds skapelser. Upptäck egenskaperna som dessa helgon står för och hur de kan styra ditt barns andliga utveckling genom att läsa om deras liv.

Tillbringa lite tid i gemensam bön över namnet du tänker på. Be Gud att leda dig i detta val. Överväg att avsätta lite tid för bön och eftertanke under vilken du kommer att söka Herren för insikt och visdom. Eftersom han är den enda som verkligen förstår ditt barns öde och syfte, lita på att Gud kommer att vägleda dig till det bästa beslutet.

REFLEXION

De fyra(4) sätten att namnge ett barn

Biblisk betydelse

Fråga; Finns det något särskilt namn från Bibeln som resonerar med dig och din fru, eller som vi känner förkroppsligar de värderingar du vill ingjuta i ditt barn?

Heliga och kristna gestalter

Fråga; Finns det några kristna helgon eller figurer vars namn du beundrar och vars dygder du vill att ditt barn ska förkroppsliga?

Bön och reflektion

Fråga; Har du bett och sökt Guds vägledning för att välja ett namn som är i linje med hans syfte med ditt barn?

Familj och traditioner

Fråga; Finns det släktnamn som har speciell betydelse för dig, eller finns det några namntraditioner i din släkt som du vill fortsätta?

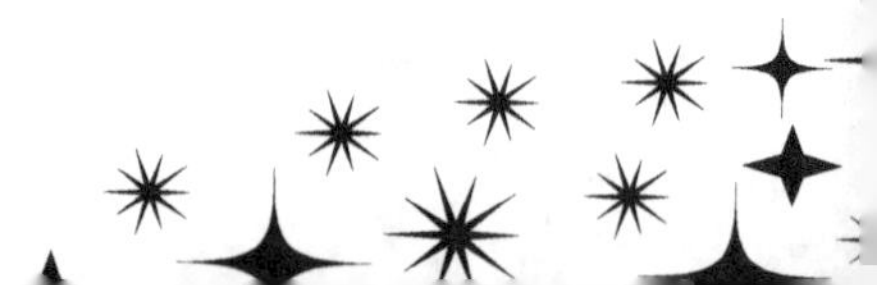

BÖN

Himmelske Fader, jag kommer till dig med vetskapen om den stora betydelsen av att namnge ditt barn, du känner dem bättre än jag, vägled dig i denna uppgift att göra det som är rätt.

I Jesu namn. Amen

BIBEL MEDITATION

Första Moseboken 5:2: "Han skapade dem till man och kvinna, och han välsignade dem och gav dem namnet Man på den dag då de skapades."

1 Mosebok 32:28: "Han sade: "Ditt namn skall inte längre vara Jakob, utan Israel, ty du har tvistat med Gud och med människor och vunnit."

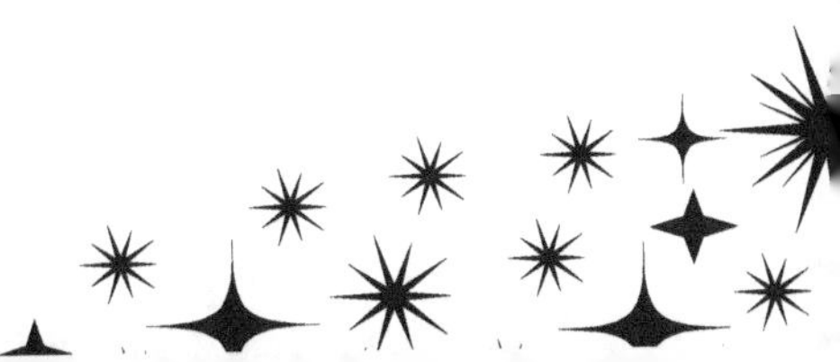

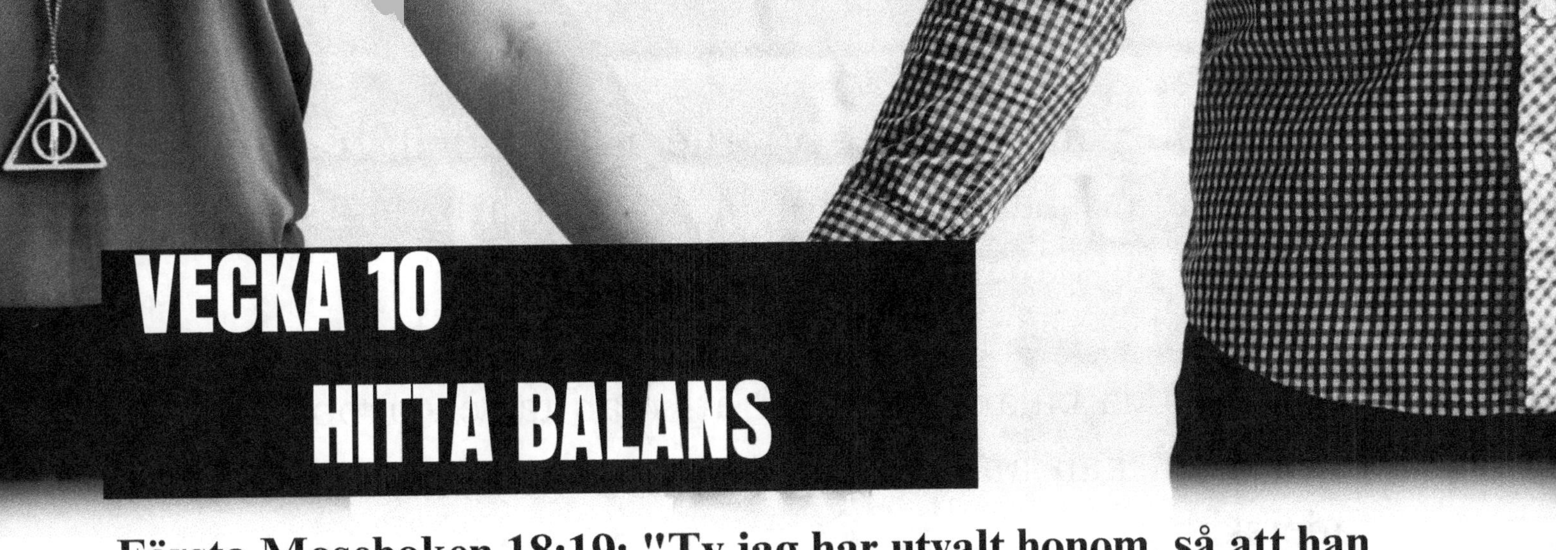

VECKA 10
HITTA BALANS

Första Moseboken 18:19: "Ty jag har utvalt honom, så att han skall leda sina barn och sitt hushåll efter honom att hålla Herrens väg genom att göra det som är rätt och rättvist, så att Herren skall göra åt Abraham vad han har lovat honom."

När en pojke växer till en man upptäcker han att livet kan vara hektiskt, kanske för fullt. Vad ska en person göra med så många plikter och så lite tid?

När jag har upplevt lyckan med äktenskap och överflöd av barn, har jag också förstått utmaningen som så många män före mig har ställts inför: hur man kan vara en hängiven make, en kärleksfull förälder, hitta tid för mig själv och utföra mina uppgifter på jobbet. Många människor i vår kultur tror att det är avgörande att hitta en balans mellan jobb och familj.

Skriften och samhället stämmer inte överens, som de gör på så många andra områden i livet.

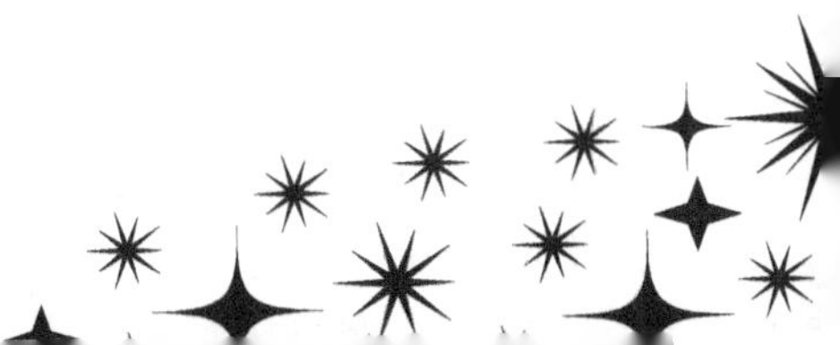

Bibeln råder mig inte att prioritera min familj framför min karriär, utan snarare att förstå att mitt arbete – såväl som samhället jag tjänar – är för min familj.

Att hitta den balansen kräver att man tar en pappaledighet, som också kan användas som en period av anpassning till faderskapet.

När jag väntade mitt första barn var jag först orolig för pengar och övervägde att arbeta långa timmar för att kunna försörja mig. Men jag ändrade mig och bestämde mig för att välja en annan väg eftersom att ta ledigt skulle göra det möjligt för mig att stärka min relation med min fru och ofödda barn. Ur en kristen synvinkel är det också ett bra tillfälle att fundera över hur viktigt det är för dig att ta del av ditt barns andliga utveckling.

Jag föreslår att du börjar prata med dina chefer om idén att ta ut pappaledighet; om du äger ett företag, börja planera hur det ska fungera utan din fulla närvaro; och se till att din frånvaro inte kommer att påverka dina skyldigheter på jobbet negativt.

Var öppen med din make/maka i kommunikationen. Det är viktigt att diskutera med din partner hur du ska dela upp uppgifterna om att uppfostra ditt barn.

Ni två kommer att kunna stödja varandra och vara på samma sida som ett resultat av detta.

Prioritera din tid eftersom det som nybliven pappa förmodligen finns många motstridiga krav på den. Att prioritera de mest avgörande sakerna, som att umgås med din partner och ditt barn, är avgörande.

Tveka inte att fråga din partner, familj eller vänner om hjälp. De kan vara en stor källa till stöd och frigöra dig för att ta hand om dina familje- och jobbförpliktelser.

Den digitala eran 2.0 är här! Förutom datorer har vi också mobila enheter som bärbara datorer, surfplattor och smartphones som är mer kapabla än våra tidigaste stationära datorer.

Det är enkelt att hålla kontakten, och många företag upptäcker att genom att ha färre anställda som tar plats i en kontorsbyggnad som kräver ljus, värme, luftkonditionering och vatten, kan de minska sina omkostnader.

De tillåter sina anställda att utföra åtminstone en del av sitt arbete på distans eftersom så många uppgifter nu utförs mestadels på datorer. Det innebär att du spenderar tid hemma med din fru och tvättar lite medan du fortsätter att arbeta.

REFLEXION

De fyra(4) sätten att hitta balans mellan arbete och familj

Prioritera familjetid

Fråga; Hur kan du säkerställa att din familjetid innehåller möjligheter till andlig tillväxt och diskussion om kristna värderingar?

Kommunicera med din make

Fråga; Hur kan vi bättre stödja varandra i våra föräldraroller och upprätthålla ett harmoniskt partnerskap när vi balanserar vår karriär och familjeliv?

Sätt gränser på jobbet

Fråga; Hur kan du skapa en balans mellan arbete och privatliv som gör att du kan briljera på mitt jobb utan att offra kvaliteten på mitt familjeliv?

Öva Time Management

Fråga; Hur kan du bäst fördela din tid för att vara produktiv på jobbet samtidigt som du är närvarande och engagerad med min familj, för att se till att deras behov tillgodoses?

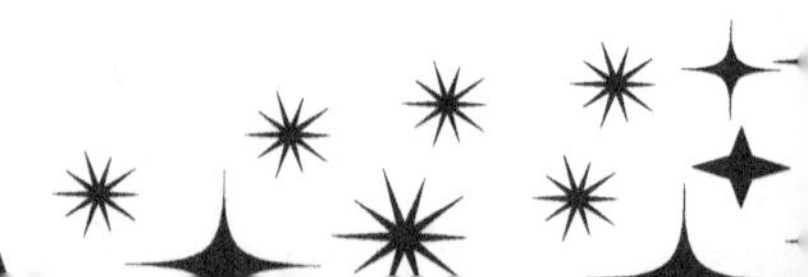

BÖN

Käre Gud, du vet allt, du vet mina bekymmer redan innan jag berättar för dig. Ge mig visdom att prioritera allt som du har satt ut för mig som det står skrivet att du aldrig kommer att ge mig en uppgift som ligger över mig.

I Jesu namn. Amen

BIBEL MEDITATION

Ordspråksboken 3:5-6 (NIV): "Förtrösta på Herren av hela ditt hjärta och lita inte på ditt förstånd; undergiv dig honom på alla dina vägar, så skall han göra dina stigar jämna."

Psaltaren 56:3 (NIV): "När jag är rädd, litar jag på dig."

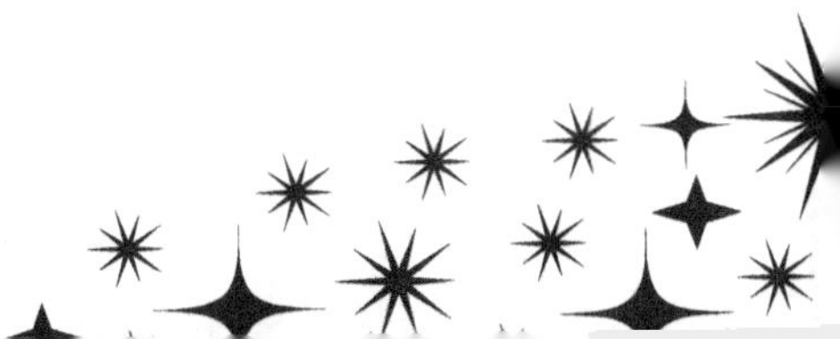

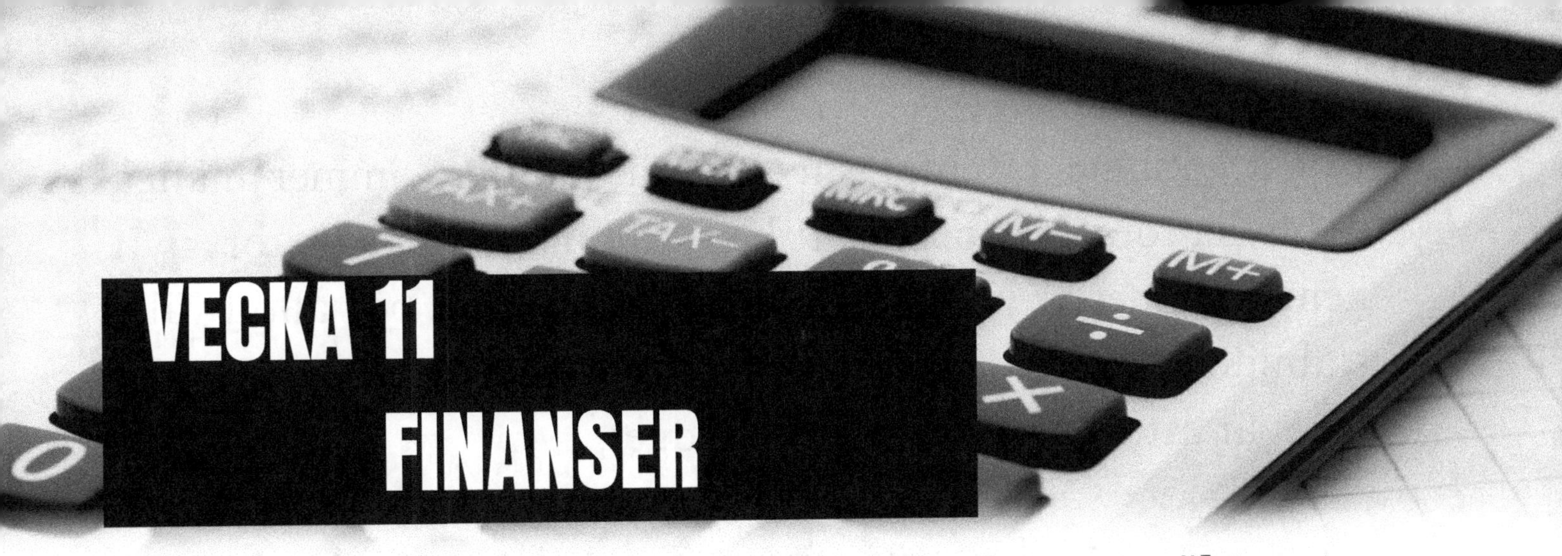

Ordspråksboken 21:20 (NIV) "De kloka lagrar utsökt mat och olivolja, men dårar slukar sin."

Första gången fars dag firande är både spännande och lite skrämmande. Även de bäst förberedda nyblivna papporna kan ta en paus på grund av de ytterligare förpliktelser som följer med faderskapets nöjen, och det är vanligt att känna sig överväldigad när det gäller att ta hand om sitt barn ekonomiskt.

Alla överväger de enorma utgifterna förknippade med att ha ett barn, men du bör rådfråga en finansiell rådgivare innan du fattar några större beslut.

En finansiell rådgivare hjälper dig att maximera ditt ekonomiska välbefinnande som förälder och se till att du är redo att hantera svåra långsiktiga investeringsmål som pensionering och college.

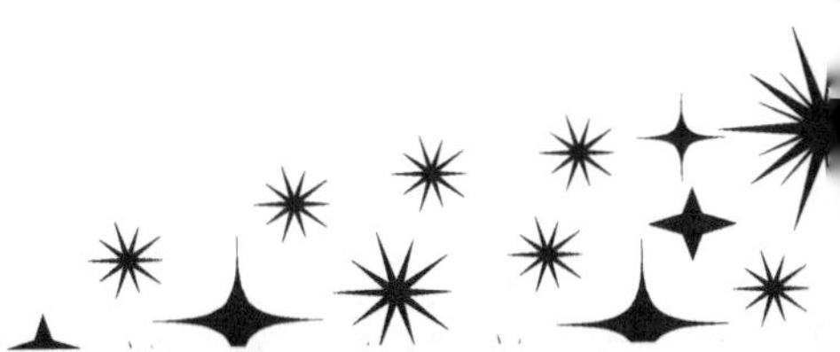

För att kunna ta emot sin växande familj kommer många nyblivna föräldrar också att ha siktet inställt på ett stort nytt hem, men det är viktigt att vara praktisk. Du bör alltid välja stabilitet framför rum när du uppgraderar, även om det innebär att du sträcker på din budget.

Utan tvekan är det dyrt att uppfostra ett barn, och oftare än inte är dina pengar det enda sättet att täcka dessa utgifter.

Ingen gillar att förbereda sig på det värsta, men det är viktigt att tänka på vad som skulle hända med ditt barn om du inte längre kunde försörja dem ekonomiskt. Ett skyddsnät kan tillhandahållas av livförsäkringen, så om du för närvarande inte har en försäkring är detta det perfekta tillfället att börja överväga dina alternativ. Så diskutera att få en policy med din finansiella rådgivare.

Förutom alla andra sätt som att få ett barn förändrar ditt liv, kan det också ha en inverkan på dina pengar. För att göra flytten lite smidigare bör du ompröva din hushållsbudget och bestämma om det behövs fler produkter.

Du behöver inte bara tänka på modersmjölksersättning och blöjor, utan även dagiskostnader, sjukvårdskostnader, förändringar av försäkringar och allmänna livsstilsanpassningar.

Var redo att anpassa din ekonomiska situation och långsiktiga och kortsiktiga ambitioner för att ge plats åt ditt barns födelse.

Att växa din ekonomi måste gå hand i hand med att utöka din familj, och att ha en nödfond kommer att bli viktigare än någonsin om du har ett barn att försörja.

Du bör sträva efter att ha åtminstone tillräckligt med pengar på ett konto som är enkelt att komma till för att täcka 3-6 månaders väsentliga utgifter. I sådana fall kommer du åtminstone att kunna betala kostnaderna tills du kan arbeta igen om något oförutsett inträffar och du inte kan göra det av någon anledning.

För din nyföddas framtida ekonomi är det en underbar gåva att öppna ett sparkonto i deras namn.

Även om det kan verka som ett tag, när de når mitten av 20-årsåldern, kan du ha tillräckligt med pengar sparade för att täcka deras bröllopskostnader eller en handpenning på deras första hus.

Det är aldrig för tidigt att börja planera för barnomsorg, och om du skjuter upp det kan du sluta med att skjuta ut mer pengar än du behöver i framtiden.

Innan ditt barn ska beräknas besöka några dagis för att få en känsla av platsen. Kom ihåg att fråga om väntelistor och anmälan.

Ingen vill tänka på detta, särskilt inte nyblivna föräldrar, men även om du inte har så mycket tillgångar är det nödvändigt att skapa ett testamente. Den mest uppenbara motiveringen är att tillhandahålla ett ekonomiskt skyddsnät för människor som är beroende av din inkomst, och ett testamente låter dig också välja en vårdnadshavare för ditt minderåriga barn.

Det är lätt att känna sig överbelastad av föräldrars trötthet när du försöker balansera livet med att ta hand om ett barn. Registrera dig för automatiserade fakturabetalningar för att göra ditt liv lite enklare eftersom du kan upptäcka att du inte har mental förmåga att oroa dig för saker som räkningar. Automatiska betalningar gör hanteringen av din ekonomi enklare och effektivare samtidigt som du säkerställer att du aldrig förbiser en betalningsfrist. Kom dock ihåg att det bara är en bra idé för utgifter som ditt bolån och bilbetalningar som inte ändras.

REFLEXION

De fyra(4) sätten att förbereda sig ekonomiskt som förstagångspappa

Skapa en budget

Fråga; Hur kan jag säkerställa att vår budget återspeglar vårt kristna engagemang för att leva inom våra resurser och vara goda förvaltare av de resurser som Gud har tillhandahållit?

Akutfonden

Fråga; Hur kan jag närma mig att bygga vår nödfond med ett tankesätt av tillit till Guds försörjning samtidigt som jag vidtar praktiska åtgärder för att säkerställa ekonomisk säkerhet?

Skuldminskning

Fråga; Hur kan jag närma mig skuldminskning på ett sätt som ligger i linje med våra kristna värderingar och principer för ansvarsfull ekonomisk förvaltning?

Investera i livförsäkring

Fråga; Hur kan jag säkerställa att våra livförsäkringsbeslut är i linje med vårt kristna åtagande att försörja och skydda vår familj?

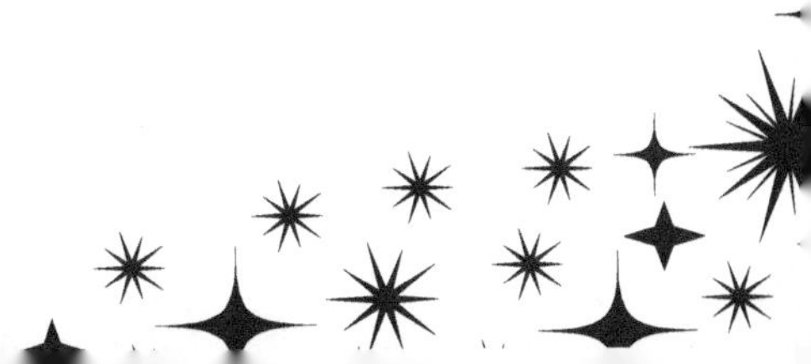

BÖN

Himmelske Fader, jag ber att du ger mig visdom och resurser för att kunna försörja min familj, jag vet att du alltid kommer att försörja oss oavsett årstid.

I Jesu namn. Amen

BIBEL MEDITATION

1 Samuelsboken 2:7: "HERREN gör fattig och gör rik, han förnedrar och upphöjer."

Job 36:11: "Om de lyssnar och tjänar honom, fullbordar de sina dagar i framgång och sina år i behaglighet."

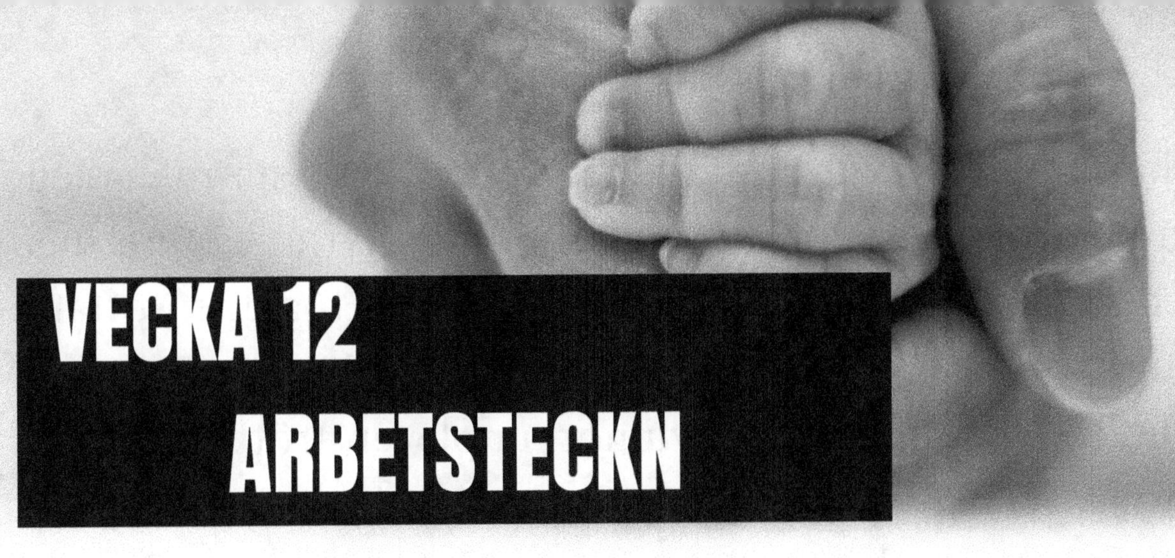

Psaltaren 128:3 (NIV): "Din hustru ska vara som en fruktbar vinstock i ditt hus; dina barn ska vara som olivskott runt ditt bord."

Majoriteten av blivande föräldrar är ivriga att träffa sitt barn, men en del av dem kan uppleva förlossningen och förlossningen som en smärtsam upplevelse. De gör det av goda skäl - för vissa människor kan förlossningen vara fysiskt obehaglig.

Början av din frus förlossning kan inte förutsägas eftersom varje förlossning är unik. Men att observera dessa omärkliga tidiga symtom på förlossningen kan hjälpa dig att förutse när saker kommer att börja hända.

De fysiska förändringarna i din frus hormoner och kropp när den förbereder sig för förlossningen är de tidiga indikationerna på förlossningen.

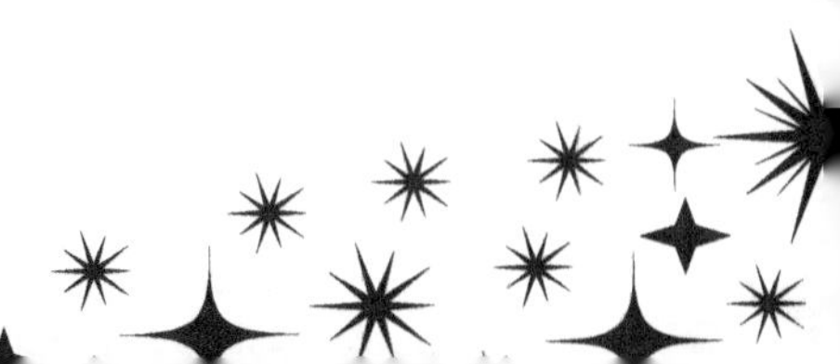

Hon kan uppleva svår andfåddhet under den sista månaden av sin graviditet eller inse att barnet har flyttat längre in i bäckenet. Hon kommer att behöva använda toaletten oftare på grund av det tryck som detta kommer att lägga på hennes urinblåsa. Medan många kvinnor upplever trötthet under veckorna före förlossningen, upplever vissa en oväntad energistöt. Denna drivkraft att förbereda saker innan barnet föds är känd som häckningsinstinkten.

Hon kunde fånga upp några mindre indikatorer under dagarna fram till förlossningen. De kan vara svåra att skilja från typiska besvär hos gravida. Hon kunde se en förändring i flytningarna från slidan eller några buksmärtor. Hon kan uppleva ett intermittent lågt, dovt obehag i ryggen. Dessutom kan hon känna tryck i sin rygggång eller slida.

När deras graviditeter tar slut upplever många kvinnor många Braxton Hicks sammandragningar. Dessa skiljer sig från faktiska förlossningssammandragningar eftersom de kommer och går, inte blir starkare eller mer smärtsamma och ofta upphör om kvinnan rör sig eller sätter sig upp.

Hennes vatten som bryter är en annan indikation på förestående förlossning. Vid denna tidpunkt spricker membranen som innehåller fostervattnet. En sippra eller ett utflöde av vatten från hennes slida kan uppstå.

Ring din barnmorska eller läkare om detta inträffar. Om vätskan är grön eller brun kan det indikera närvaron av mekonium (ofta känd som "baby bajs") och kvinnan kommer sannolikt att behöva ytterligare övervakning på sjukhuset.

Varje arbete är unikt och börjar annorlunda. Det är omöjligt att förutse när och hur detta arbete kommer att börja. Mellan 37 och 42 veckor av graviditeten börjar majoriteten av kvinnorna visa tidiga indikatorer på förlossningen.

Det kan ta timmar eller till och med dagar för barnet att födas under det första skedet av förlossningen, som börjar när mammans livmoderhals börjar mjukna. Hon kanske inte känner någonting först, men när sammandragningarna blir starkare och oftare kommer hon att uppleva större smärta.

När hon har konsekventa sammandragningar är hon i förlossning. När hennes sammandragningar skiljer sig med 5 minuter (beräknat från början av en sammandragning till början av nästa), kommer hon sannolikt att behöva besöka sjukhuset.

REFLEXION

De fyra(4) tecknen på förlossning

Regelbundna och starka sammandragningar

Fråga; Blir dessa sammandragningar mer konsekventa, och är de starka och varar längre?

Blodig show

Fråga; Har vi märkt några ovanliga flytningar eller en förändring i slemproppen?

Vattenbrytande

Fråga; Har hennes vatten gått sönder, eller känner hon ett kontinuerligt sprutande vätska?

Häckande instinkt och rastlöshet

Fråga; Känner hon sig ovanligt energisk och rastlös?

BÖN

Käre Gud, jag förstår att förlossningen är smärtsam men snälla stärk min fru så att jag kan uthärda denna smärta och ge mig styrka och djärvhet att vara till hjälp under denna tid.

I Jesu namn. Amen

BIBEL MEDITATION

Psaltaren 127:3-5 (NIV): "Barn är en arv från Herren, avkomma en belöning från honom. Som pilar i händerna på en krigare är barn födda i ens ungdom. Välsignad är den man vars koger är fullt av dem. ."

Ordspråksboken 17:6 (NIV): "Barns barn är en krona för de gamla, och föräldrar är sina barns stolthet."